高等医学院校"1+X"书证融通系列教材

外科护理学实训指导

主编　王锡娟　屈　丰　米树文

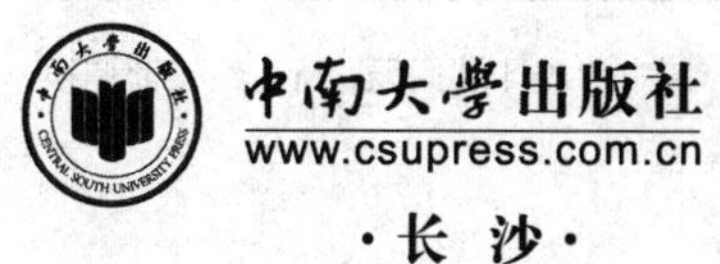

中南大學出版社
www.csupress.com.cn
·长 沙·

图书在版编目(CIP)数据

外科护理学实训指导 / 王锡娟, 屈丰, 米树文主编.
—长沙: 中南大学出版社, 2021.8(2025.7 重印)
ISBN 978-7-5487-4239-5

Ⅰ. ①外… Ⅱ. ①王… ②屈… ③米… Ⅲ. ①外科学—护理学—高等职业教育—教学参考资料 Ⅳ. ①R473.6

中国版本图书馆 CIP 数据核字(2021)第 205389 号

外科护理学实训指导

WAIKE HULIXUE SHIXUN ZHIDAO

主编 王锡娟 屈 丰 米树文

□**出 版 人** 林绵优
□**责任编辑** 李 娴
□**责任印制** 唐 曦
□**出版发行** 中南大学出版社
社址: 长沙市麓山南路 邮编: 410083
发行科电话: 0731-88876770 传真: 0731-88710482
□**印 装** 长沙雅鑫印务有限公司

□**开 本** 787 mm×1092 mm 1/16 □**印张** 7.5 □**字数** 189 千字
□**版 次** 2021 年 8 月第 1 版 □**印次** 2025 年 7 月第 3 次印刷
□**书 号** ISBN 978-7-5487-4239-5
□**定 价** 26.00 元

编委会

前　言

外科护理学的目的是培养具有高度责任心和扎实的业务素质，能够应用护理程序对外科疾病患者提供整体护理，且技术熟练的护理人才。学生在教师的指导下，对外科疾病症状典型的患者进行评估、收集资料，并书写护理病历，从而巩固理论知识，强化整体护理观念，为下一步生产实习阶段和参加临床工作做好准备。

随着医学科学的飞速发展和护理内涵的不断拓展，外科临床护理实践也发生了深刻变化。为适应我国护理专业日新月异的发展形势，满足高素质技能型护理人才的教育需求，我们组织了长期从事外科护理学教学的教师共同编写了本教材，供护理专业教学使用。

全教材本着"以护士职业能力为核心、以临床护理技能为导向"的指导思想，以护理程序为框架着重突出护理技能的评估、计划、实施与评价，克服了传统操作重方法轻程序、重技能轻交流的弊端，充分体现了护理工作的整体性与人文性，在内容编排上更加贴近临床工作实际。

本教材在编写过程中得到各级领导的大力指导和帮助，同时还得到了外科医护教师的无私帮助。书中部分内容及插图参考了《外科护理学实践与学习指导》等各种教材，谨在此一一表示诚挚的谢意！

本套教材涉及专业范围广泛，由于时间和水平所限，问题和不足在所难免，希望广大读者将书中出现的问题及时反馈给我们，以便在再版时修正。让我们共同促进我国护理教育事业的发展，为提高我国护理工作水平作出新的贡献！

编者

2021 年 7 月 1 日

目　录

实训一

体液代谢失衡病人的护理

【实训目的】

1. 具有高度的责任心，关爱病人，维护病人健康。

2. 熟练掌握液体疗法实施要点。

3. 学会对外科体液代谢失衡病人进行护理评估，提出主要的护理诊断/问题，初步制订护理计划。

【组织形式】

案例分析、分组讨论、教师指导。

【资源准备】

案例资源：病人，女，35 岁，体重 50 kg，腹痛、腹胀、呕吐 5 天，近 2 天上述症状加重，呕吐频繁。查体：T 36.6，P 95 次/分，R 18 次/分，BP 100/80 mmHg。口渴、尿少、口唇及舌较干燥，眼窝凹陷，心肺检查未见异常。血清钠 142 mmol/L，血清钾 4.1 mmol/L。讨论：

1. 该病人出现了哪种类型的体液代谢失衡？依据是什么？

2. 病人当前主要的护理诊断/问题有哪些？

3. 针对该病人目前的情况如何初步制订护理计划？

【方法与过程】

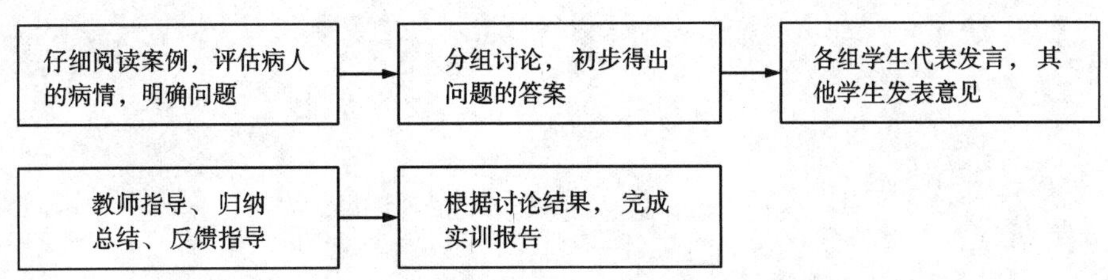

【实训报告】

1. 写出病人的护理评估要点。
2. 列出病人目前主要的护理诊断/问题。
3. 写出病人的护理计划。

【实训评价】

1. 采用教师评价、小组互评与学生自评相结合的方法。
2. 以学生在案例讨论中的表现以及完成实训报告的情况等方面进行综合评价。
3. 正确对体液代谢失衡病人进行护理评估、提出主要的护理诊断/问题、制订正确 的护理计划以及是否具有团队合作精神是本次实训评价的重点内容。

实训二

外科休克病人的护理

【实训目的】

1. 具有良好的职业道德和法律意识、较好的团队协作能力；具有健康的体质、健全的人格和良好的心理素质，珍视生命，关爱病人。

2. 熟练掌握扩容疗法的护理要点。

3. 学会对外科休克病人进行护理评估，提出主要的护理诊断/问题，初步制订护理计划。

【组织形式】

案例分析、分组讨论、教师指导。

【资源准备】

案例资源：病人，男，42岁，车祸后3小时，120急救入院。表情痛苦，神情紧张，面色苍白。查体：肢体湿冷，右大腿变形，中段外侧伤口可见骨折断端，有活动性出血，BP 95/70 mmHg，P 106次/分，呼吸急促。讨论：

1. 该病人是否发生了休克？若有，诊断依据是什么？

2. 当前主要的护理诊断/问题有哪些？

3. 首要的处理措施是什么？

4. 护士针对该病人目前的情况如何制订护理计划？

【方法与过程】

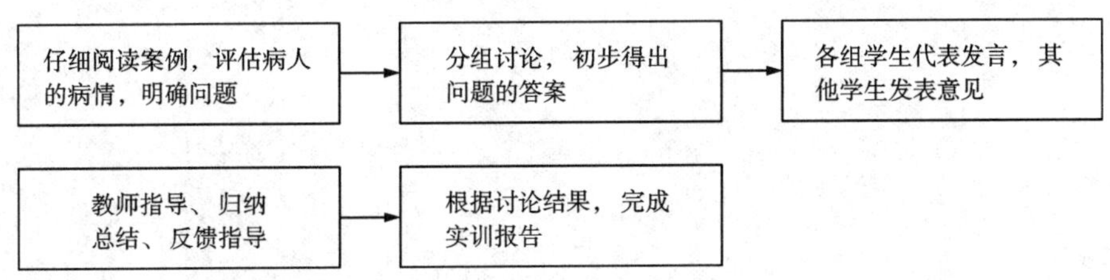

【实训报告】

1. 写出病人的护理评估要点。

2. 列出病人目前主要的护理诊断/问题。

3. 制订出病人的护理计划。

【实训评价】

1. 采用教师评价、小组互评与学生自评相结合。

2. 案例讨论中的表现以及完成实践报告等情况。

3. 正确对外科休克病人进行护理评估、提出主要的护理诊断/问题、制订护理计划以及是否具有团队合作精神是本次实训评价的重点内容。

实训三

麻醉病人护理

【实训目的】

1. 具有良好的职业道德，重视护理伦理，保护病人隐私。
2. 熟练掌握麻醉后病人的护理要点。
3. 学会对麻醉病人进行护理评估，提出主要的护理诊断，初步制订护理计划。

【组织形式】

案例分析、分组讨论、教师指导。

【资源准备】

案例资源：病人，女，62 岁，在全麻下行“甲状腺癌切除术”。术后意识尚未恢复，P 95 次/分，BP 120/90 mmHg，呼吸急促，有鼾声，之后出现鼻翼扇动、三凹征。讨论：

1. 病人目前出现什么危机状态？原因可能有哪些？
2. 该病人当前主要的护理诊断有哪些？
3. 根据病人当前主要的护理诊断制订护理计划。
4. 麻醉后病人护理观察中应注意哪些问题？

【方法与过程】

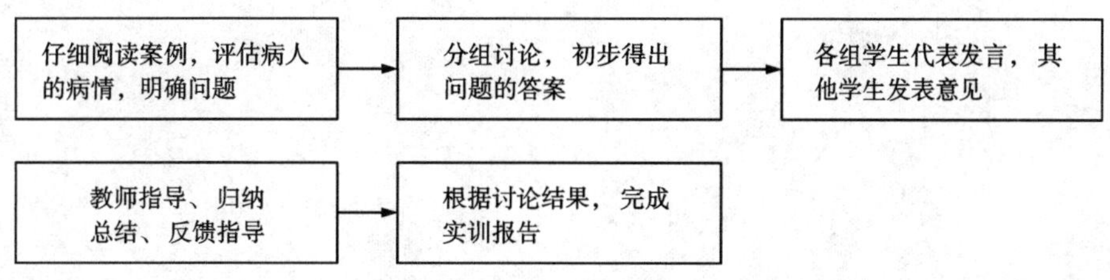

【实训报告】

1. 写出该病人的护理评估要点。
2. 列出病人目前主要的护理诊断/问题。
3. 制订出病人的护理计划。
4. 写出麻醉后病人的护理观察内容。

【实训评价】

1. 采用教师评价、小组互评与学生自评相结合的方法。
2. 对学生在案例讨论中的表现以及完成实训报告的情况等方面进行综合评价。
3. 正确对麻醉病人进行护理评估、提出主要的护理诊断/问题、麻醉病人的护理技能以及是否具有团队合作精神是本次实训评价的重点内容。

实训四

常用手术器械的认识与使用

【实训目的】

1. 具有健康的体魄、良好的心理素质、严格的无菌观念、严谨的工作作风。

2. 掌握常用手术器械的主要用途，器械清洁、保管方法，使用注意事项；正确辨认和熟练使用、传递常用手术器械。

【组织形式】

教师讲解、集中示教；学生分组实训、自评互评；教师指导、反馈示教、归纳总结。

【实训前准备】

1. 操作者准备：洗手、戴带好帽子和口罩。

2. 物品准备：手术常用器械包内有(手术刀、手术剪、手术镊、血管钳、组织钳、巾钳、环钳、肠钳、牵开器、探针、刮匙、吸引器头、缝线、持针器等)。

【方法与过程】

外科手术需要借助手术器械才能完成，熟悉和了解手术器械的名称、结构特征、功能，正确选择、传递、使用手术器械，是做好手术、提高工作效率的重要保证。手术器械依据器械的功能、结构特征和发明人等方面命名。

一、手术刀

由刀片和刀柄组成，可根据手术部位和性质不同而更换不同大小和形状的刀片。刀片的末端刻有号码，常用大刀片的型号为20~24号，适用于大创口切割；9~17号属于小刀片，适用于眼科及耳鼻喉科手术。手术刀根据刀刃的形状分为圆刀、弯刀、球头刀及三角刀。刀柄根据长短及大小分型，其末端刻有号码，一把刀柄可以安装几种不同型号的刀片(图4-1、表4-1)。

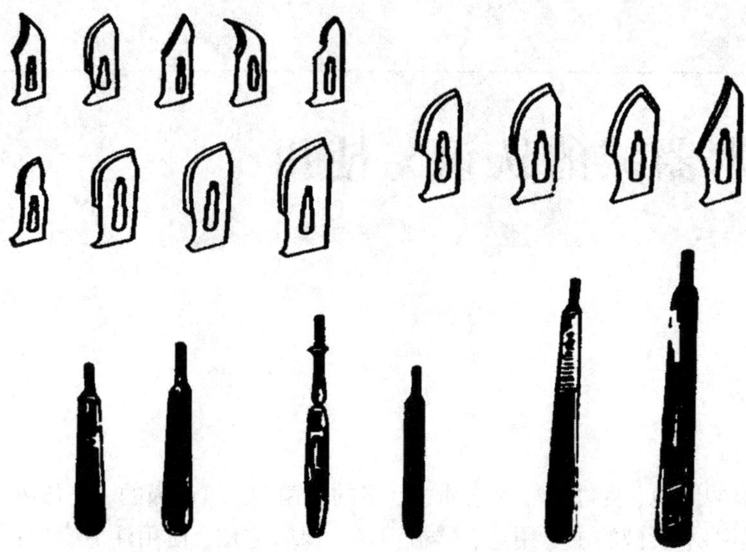

图 4-1　各种手术刀片及手术刀柄

表 4-1　手术刀型号、刀柄、刀片用途表

型号	长度	惯称	安装刀片	用途
3	125	小号刀柄	小刀片(20 号以下)	浅小部割切
4	140	普通刀柄	中大号刀片(20 号以上)	浅部割切
7	160	细长刀柄	小刀片	深部割切
3L *	200	长 3 号刀柄	小刀片	深部割切
4L *	220	长 4 号刀柄	小刀片	深部割切

* L 为 Long 的首字，意思是长。

安、取刀片的方法：使用手术刀将刀片安装在刀柄上，刀片安装宜采用持针钳夹持，避免割伤手指，安装时，用持针钳夹持刀片前端背侧，将刀片与刀柄槽对合，向下嵌入；取下时，再以持针钳夹持刀片尾端背侧，稍稍提起刀片，向上顺势推下(图 4-2)。

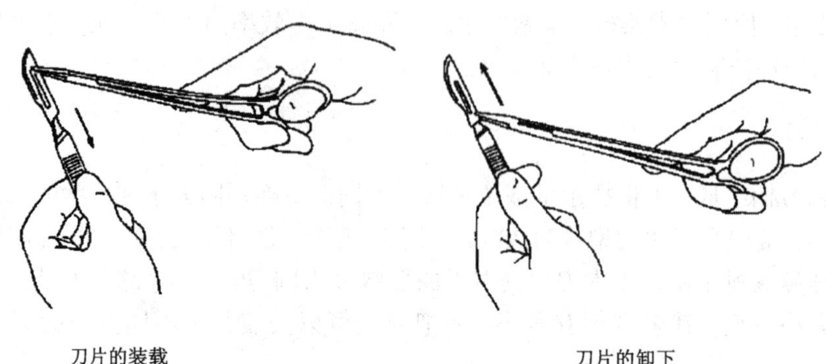

刀片的装载　　刀片的卸下

图 4-2　安、取刀片的方法

传递方法：刀锋朝上，手持刀柄中上部，以柄轻拍手术者的手掌，以示有器械传递。或用专用容器放置间接传递。

正确的执刀方式有四种(图4-3)：

1. 持弓式：最常用的一种持刀方式，用于胸腹部皮肤切开、腹直肌前鞘切开等，其动作涉及整个上肢，而力量主要在腕部。

2. 执笔式：动作轻巧精细，适用于短小切口的皮肤切开，如面部。作面部皮肤切开时，注意方向准确，力度适中，防止“滑刀”，有时可用小指支于切开处附近，增加动作的准确性。使用时，肩、肘关节处于一个固定姿势，靠手指、腕关节运动。

3. 握持式：全手握持刀柄，拇指与示指紧捏刀柄刻痕处。此法控刀比较稳定。操作的主要活动力点是肩关节。用于切割范围广、组织坚厚、用力较大的切开，如截肢、肌腱切开、较长的皮肤切口等。

4. 反挑式：是执笔式的一种转换形式，刀刃向上挑开，以免损伤深部组织。操作时先刺入，动点在手指。用于切开脓肿、血管、气管、胆总管或输尿管等空腔脏器，切断钳夹的组织或扩大皮肤切口等。为最具有保护深部组织的一种操作，使用时，肩、肘关节处于一个固定姿势，靠手指、腕关节运动。力量分布在手指，动作向上且较为准确，以免损伤深部组织。

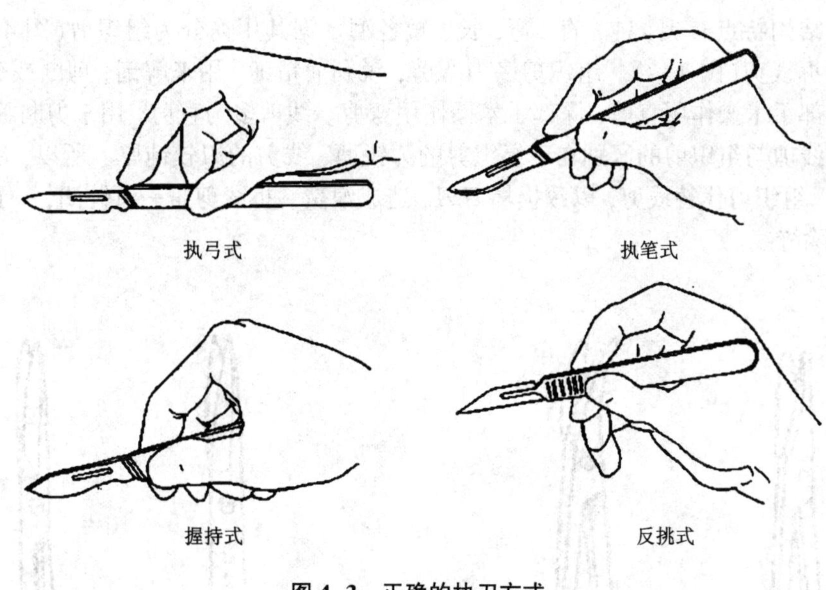

图4-3　正确的执刀方式

5. 错误的持刀方式(图 4-4)：

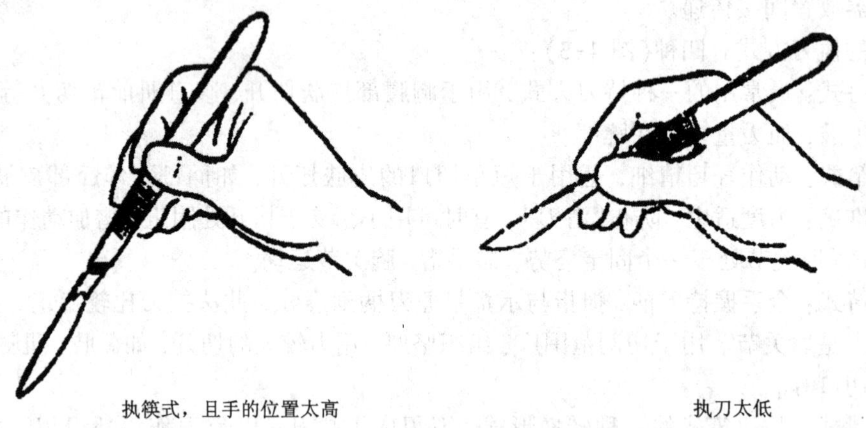

图 4-4　错误的执刀方式

二、手术剪

手术剪分组织剪和线剪两种。

根据其结构特点有尖、钝，直、弯，长、短各型。据其用途分为组织剪(图 4-5)、线剪(图 4-6)及拆线剪(图 4-7)。组织剪多为弯剪，锐利而精细，用来解剖、剪断或分离剪开组织。通常浅部手术操作用直剪，深部手术操作用弯剪。线剪多为直剪，用来剪断缝线、敷料、引流管等。线剪与组织剪的区别在于组织剪的刃锐薄，线剪的刃较钝厚。所以，决不能图方便、贪快，以组织剪代替线剪，以致损坏刀刃，造成浪费。拆线剪是一页钝凹，一页直尖的直剪，用于拆除缝线。

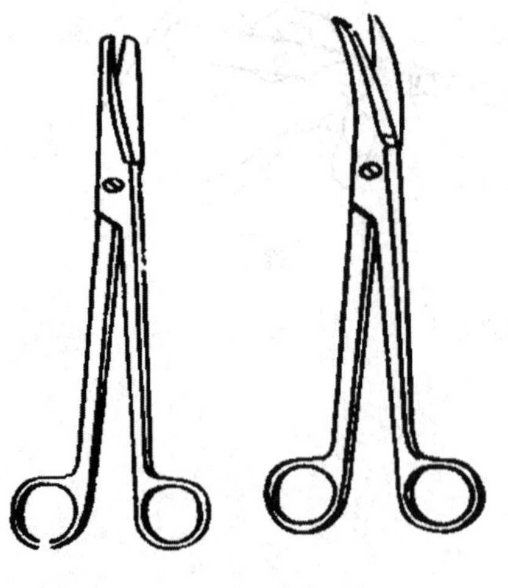

图 4-5　组织剪

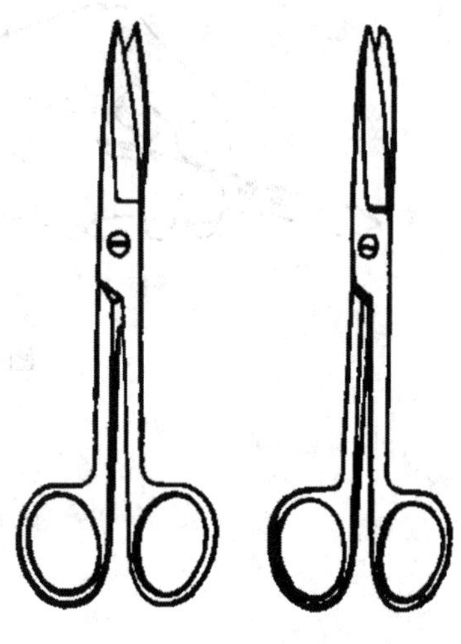

图 4-6　线剪

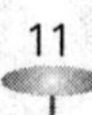

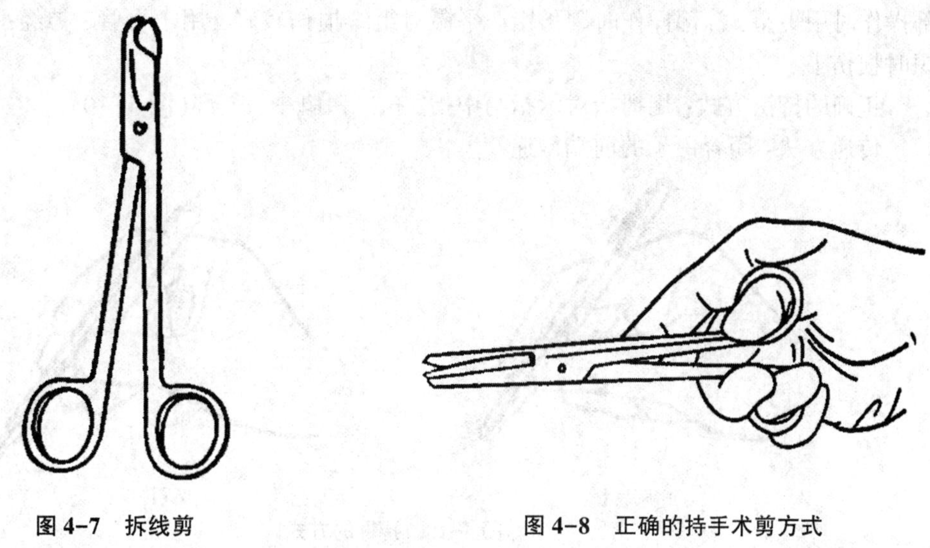

图 4-7　拆线剪　　　　图 4-8　正确的持手术剪方式

正确的持手术剪方式：拇指和第四指分别插入剪刀柄的两环，中指放在第四指环的剪刀柄上，示指压在轴节处起稳定和向导作用，有利操作(图 4-8)。

传递方法：剪锋朝上进行传递(图 4-9)。

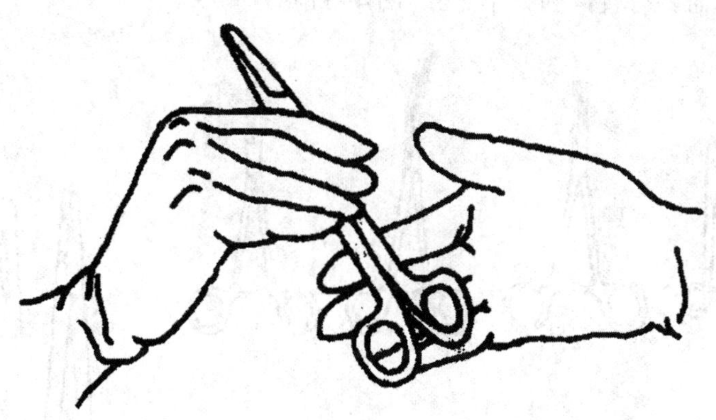

图 4-9　手术剪的传递方法

三、手术镊

分类与用途：用于夹持或提起组织，以便剥离、剪开或缝合。分有齿镊和无齿镊两种。

1. 有齿镊：又称组织镊。齿又分粗齿和细齿，粗齿镊损伤性较大，用于夹持较硬的组织，如皮肤、皮下、筋膜等，细齿镊用于精细手术，如肌腱缝合、整形手术等。有齿镊夹持组织牢固，但损伤大。

2. 无齿镊：又叫平镊或敷料镊。其尖端无钩齿，用于夹持脆弱的组织、脏器及敷料。浅部操作时用短镊，深部操作时用长镊。平镊对组织损伤较轻，用于血管、神经手术。夹持组织时损伤小。

正确的持镊方式：用拇指对示指与中指，执二镊脚中、上部（图 4-10）。

传递方法：闭合镊子的前端传递。

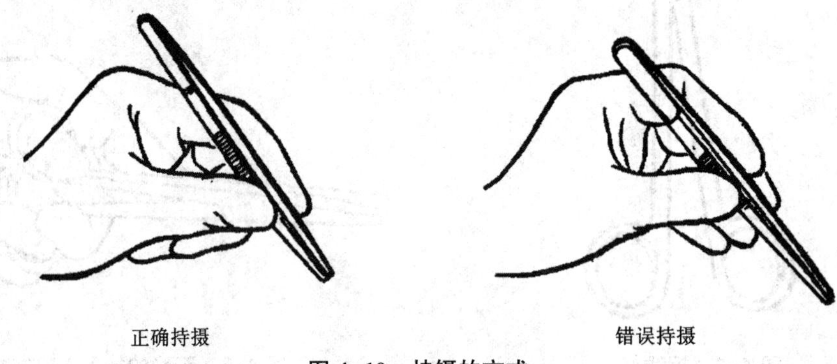

图 4-10　持镊的方式

四、止血钳

主要用于钳夹血管或出血点，以达到止血的目的；也用于分离组织、牵引缝线、夹住或拔出缝针等。用于止血时尖端应与组织垂直，夹住出血血管断端，尽量少夹附近组织。

止血钳按手术需要有直弯和大小之分（图 4-11）。

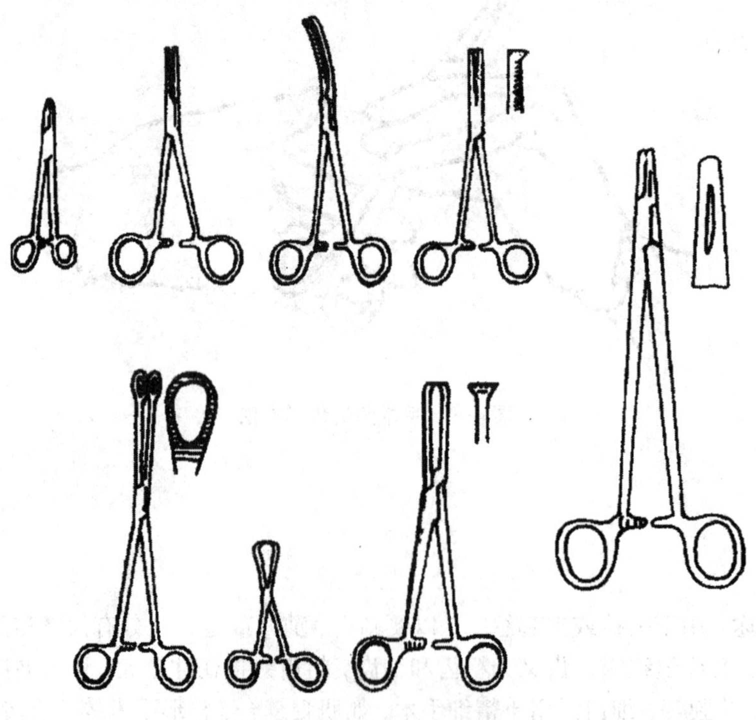

图 4-11　各种类型血管钳

1. 弯血管钳：用以夹持深部组织或内脏血管出血，有长短两种。

2. 直血管钳：用以夹持浅层组织出血，协助拔针等。

3. 有齿血管钳：用以夹持较厚组织及易滑脱组织内的血管出血，如肠系膜、大网膜等，前端齿可防止滑脱，但不能用以皮下止血。

4. 蚊式血管钳：为细小精巧的血管钳，有直、弯两种，用于脏器、面部及整形等手术的止血，不宜做大块组织钳夹用。

持钳法与递钳法同剪刀的操作方法(图 4-12)，弯钳的钳尖背向手掌。松钳时用拇指和示指持住血管钳一个环口，中指和无名指挡住另一环口，将拇指和无名指轻轻用力对顶即可。

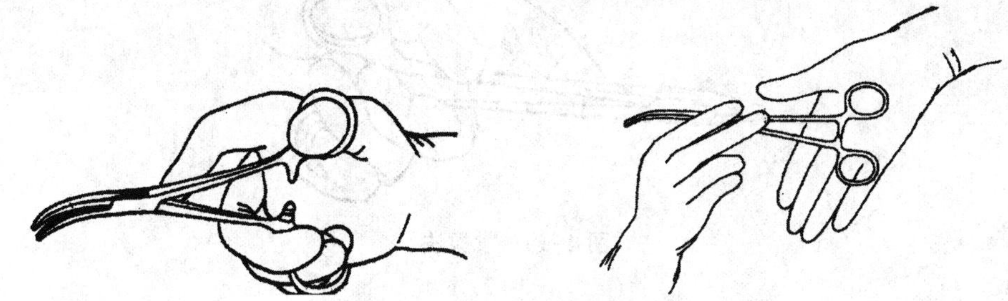

图 4-12　止血钳使用与传递方法

注意事项：血管钳不得夹持皮肤、肠管等，以免组织坏死。止血时只扣上一、二齿即可，要检查扣锁是否失灵，有时钳柄会自动松开，造成出血，应警惕。使用前应检查前端横形齿槽两页是否吻合，不吻合者不用，以防止血管钳夹持组织滑脱。

五、持针钳

持针钳也叫持针器。主要用于夹持缝针缝合各种组织。有时也用于器械打结。用持针器的尖夹住缝针的中、后 1/3 交界处为宜，多数情况下夹持的针尖应向左，特殊情况可向右，缝线应重叠 1/3，且将绕线重叠部分也放于针嘴内。以利于操作，若将针夹在持针器中间，则容易将针折断(图 4-13)

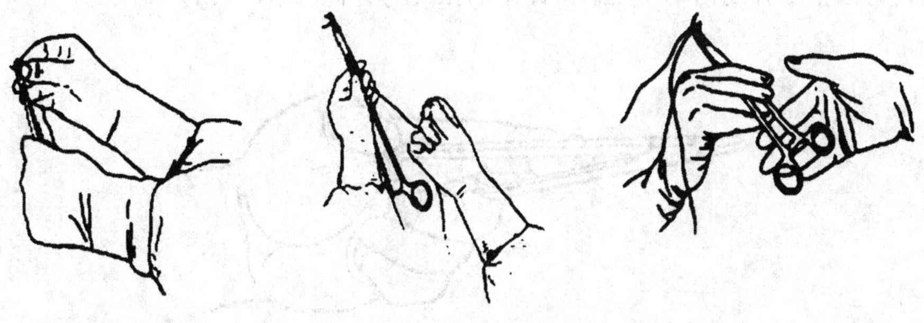

图 4-13　穿针、卡线、持针钳传递法

常用的执持针钳的方法有三种：

1. 掌握法：也叫一把抓或满把握，即用手掌握拿持针钳(图 4-14)。钳环紧贴大鱼际肌上，拇指、中指、无名指和小指分别压在钳柄上，后三指并拢起固定作用，示指压在持针钳前部近轴节处。利用拇指及大鱼际肌和掌指关节活动推展，张开持针钳柄环上的齿扣，松开齿扣并通过控制持针钳的张口大小来持针。合拢时，拇指及大鱼际肌与其余掌指部分对握即将扣锁住。此法缝合稳健，容易改变缝合针的方向，缝合顺利，操作方便。

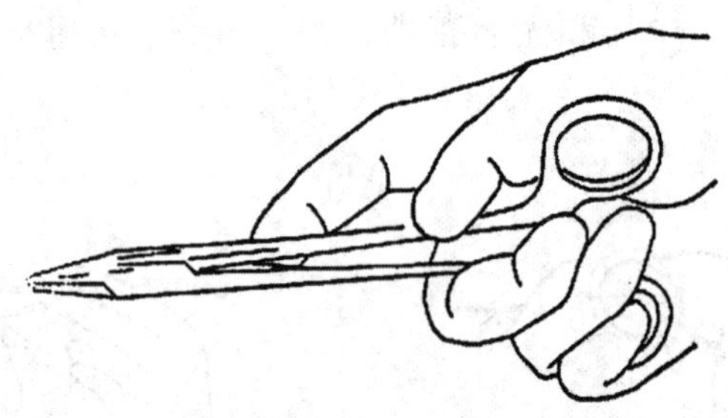

图 4-14　掌握法

2. 指套法：为传统执法(图 4-15)。用拇指、无名指套入钳环内，以手指活动力量来控制持针钳的开闭，并控制其张开与合拢时的动作范围。用中指套入钳环内的执钳法，因距支点远而稳定性差，故为错误的执法(图 4-16)。

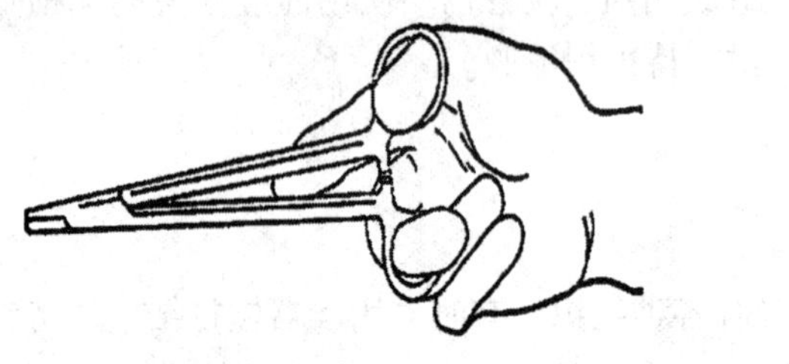

图 4-15　指套法

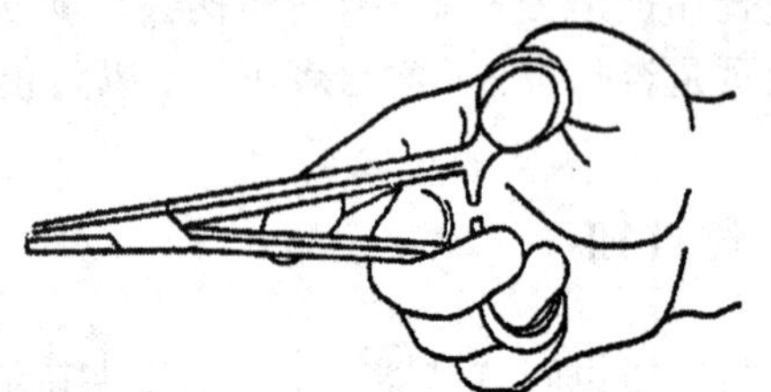

图 4-16　错误执钳法

3. 掌指法：拇指套入钳环内，食指压在钳的前半部做支撑引导，其余三指压钳环固定于掌中。拇指可以上下开闭活动，控制持针钳的张开与合拢(图 4-17)。

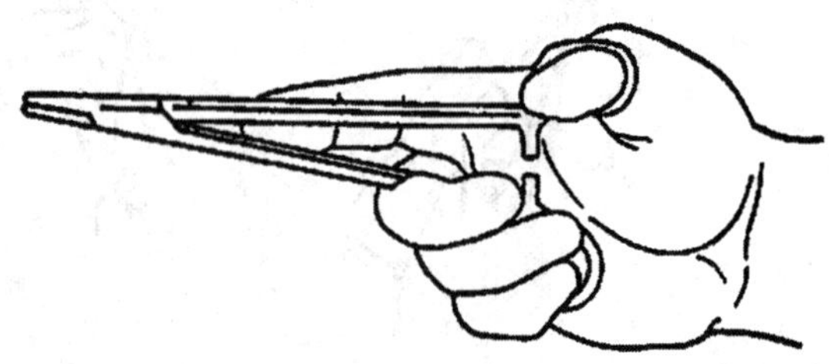

图 4-17　掌指法

六、布巾钳

用于固定手术野的布巾，也用于组织(如肋骨)的牵引(图 4-18)。

七、组织钳

用于夹持组织及皮肤(图 4-19)。

八、持物钳

也叫海绵钳、卵圆钳(图 4-20)。分为有齿纹、无齿纹两种。有齿纹的主要用以夹持、传递已消毒的器械、缝线、缝针、敷料、引流管等，也用于钳夹蘸有消毒液的纱布，以消毒手术野的皮肤，或用于手术野深处拭血，无齿纹的用于夹持脏器，协助暴露。换药室及手术室通常将无菌持物钳置于消毒的大口量杯或大口瓶内，夹取无菌物品用。用其取物时须注意：①头端应始终朝下；②专供夹取无菌物品，不能用于换药；③取出或放回时应将头端闭合，勿碰容器口，也不能接触器械台。

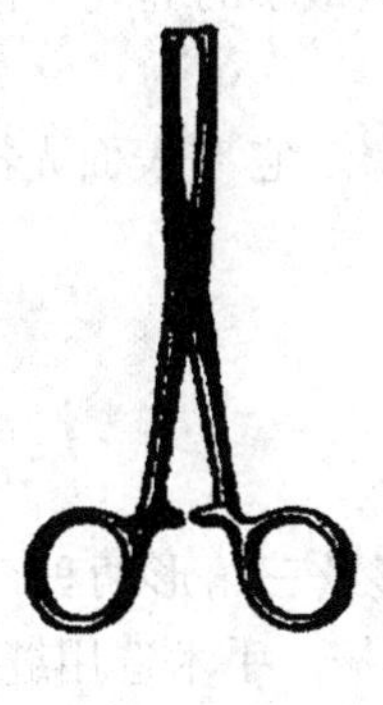

图 4-18　布巾钳

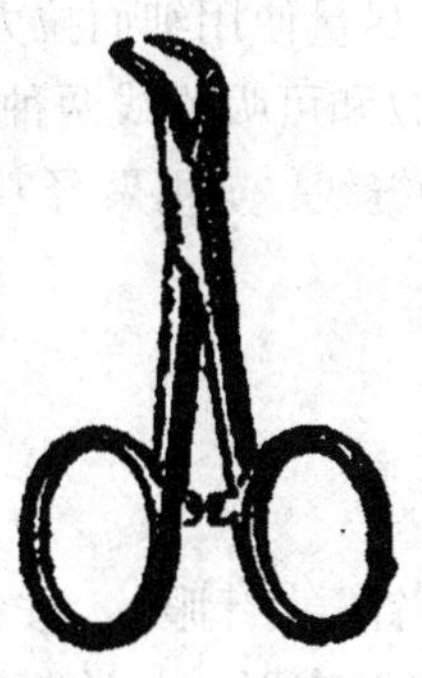

图 4-19　组织钳

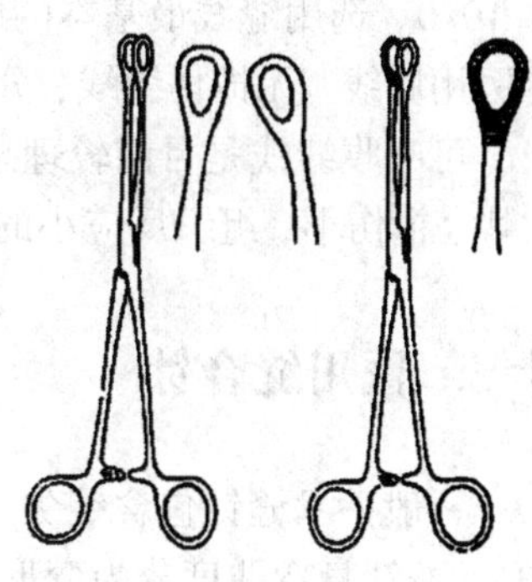

图 4-20　持物钳

九、肠钳(肠吻合钳)

用于夹持肠管，齿槽薄，弹性好，对组织损伤小，使用时可外套乳胶管，以减少对肠壁的损伤(图 4-21)。

十、胃钳

用于钳夹胃以利于胃肠吻合，轴为多关节，力量大，压榨力强，齿槽为直纹且较深，组织不易滑脱(图 4-22)。

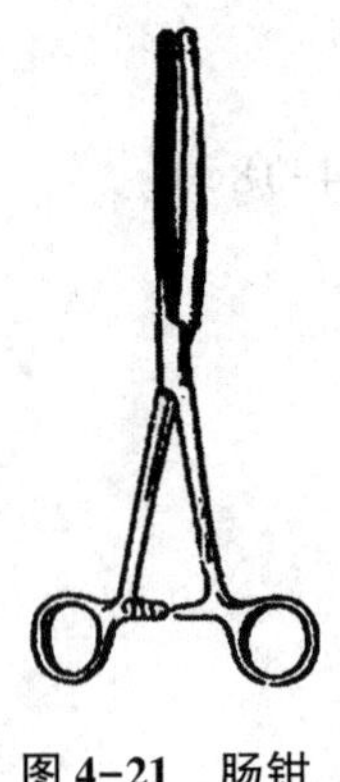

图 4-21　肠钳

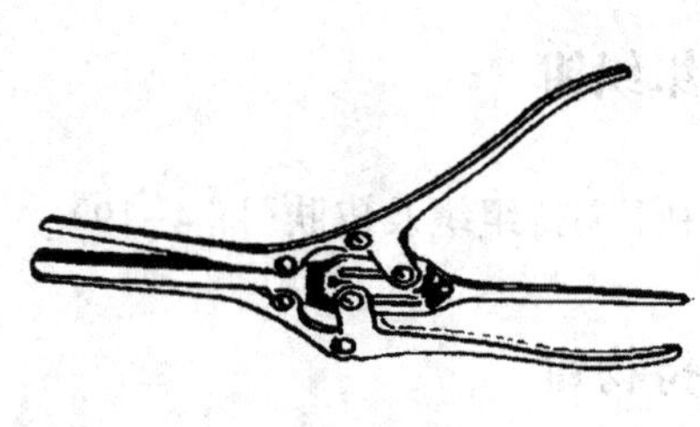

图 4-22　胃钳

十一、缝线

用于缝合组织和结扎血管，分为吸收类缝线和不吸收类缝线两类。吸收类缝线有普通肠线、铬制肠线；不吸收类缝线分丝线、不锈钢丝和尼龙线；各种缝线的粗细以号数与零数表明，号数越大表示缝线越粗，常用的有 1#、4#、7#、10#；零数越多表示缝线越细，常用的有 1/0~10/0。选用缝线最基本的原则为：尽量使用细而拉力大、对组织反应最小的缝线。常用的有医用肠线、无损伤缝线，分不可吸收和可吸收线两种。

可吸收缝线是目前较理想的一种缝线，是用聚羟基乙酸包膜的缝线，它有表面光滑、吸收快、损伤小、组织反应小的特点。

十二、医用缝合针

一般手术缝针包含针尖、针身及针孔（针眼）。按针尖形状分圆形及三角形两种（图 4-23），按针身弯曲度分为弯形、半弯形及直形。各类缝针亦属于精密器械。手术选用缝针时，依身体组织、脏器及血管等的脆弱度。选用时必须注意针尖的锐利度及针眼的大小，避免造成组织的创伤；依组织脏器部位的深浅，选用时注意缝针的弯曲角度。三角形缝针穿过组织时易撕裂组织，故多用在坚韧的结缔组织和皮肤。

缝合时的穿针步骤：左手拿针中部，使针尖朝左朝上（反缝法缝合时针尖朝右朝上，其余步骤同正缝法）；右手用持针钳前端前 1/3 处夹住缝针距针孔 1/3 处，继而左手握钳，右手拿线穿入针孔拉出缝线，约占缝线 1/3 长，将缝线放入钳前端内备用。注意右手穿线时应避开针尖，以防针尖刺破手套和手。

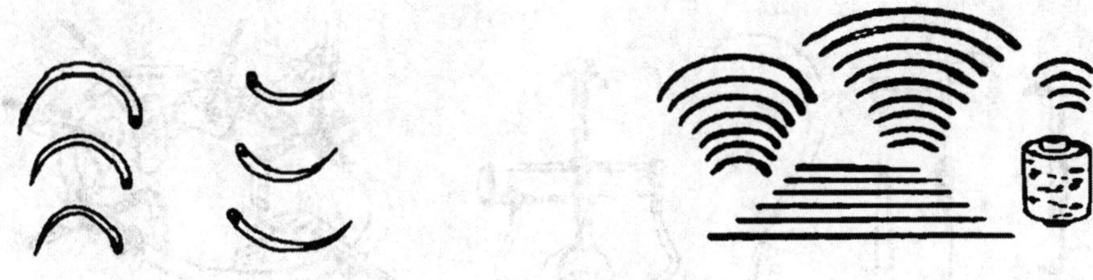

图 4-23　各种型号缝合针

传递方法：同手术刀，针尖朝外朝上。

十三、拉钩

又称牵开器。结构分类：分为人力拉钩和固定拉钩两大类，各类又根据牵拉的组织部位不同而有各种类型。人力拉钩需要人力牵引。固定拉钩节省人力，如腹腔自动牵开器，腹腔悬吊式牵开器、腹腔圆盘式自动牵开器等。可以根据手术的需要选用不同类型的牵开器，使手术部位显露良好。使用时，拉钩与组织之间必须垫以纱布垫，拉力应均匀，不能突然用力过猛，拉钩的顶端不能压迫组织或脏器，以免造成损伤。

1. 拉钩种类与用途(图 4-24)。

(1)甲状腺拉钩：也叫直角拉钩，平钩状，常用于甲状腺部位牵拉暴露，也常用于其他手术，可牵开皮肤、皮下组织、肌肉和筋膜等。

(2)腹腔拉钩：也叫方钩，为较宽大的平滑钩状，用于腹腔较大的手术。

(3)皮肤拉钩：也叫爪形拉钩，外形如耙状，用于浅部手术的皮肤牵开。

(4)S 形拉钩：也叫弯钩，“S”形，用于胸腹腔深部手术，有大、中、小、宽、窄之分。

(5)自动拉钩：为自行固定牵开器，也称自持性拉钩。有二叶式、三叶式。腹腔、胸腔、盆腔、腰部、颅脑等部位的手术均可使用。

(6)全方位手术牵开器：是一种新型自动拉钩，能充分显露手术野，可节省 1~2 名助手，明显减轻手术助手的劳动强度。适用于上腹部、盆腔及腹膜后所有手术，如肝肾移植术、全胃切除术、胰十二指肠切除术、脾切除术、肝肿瘤切除术、贲门周围血管离断术及膀胱和前列腺手术等。

2. 传递方法：以生理盐水浸湿后传递，或用湿纱布包住传递，目的是保护被牵开的组织。

十四、压肠板

一般为金属平板或特殊样式金属板，主要用于压挡肠管、暴露术野，便于手术操作及缝合腹膜等。

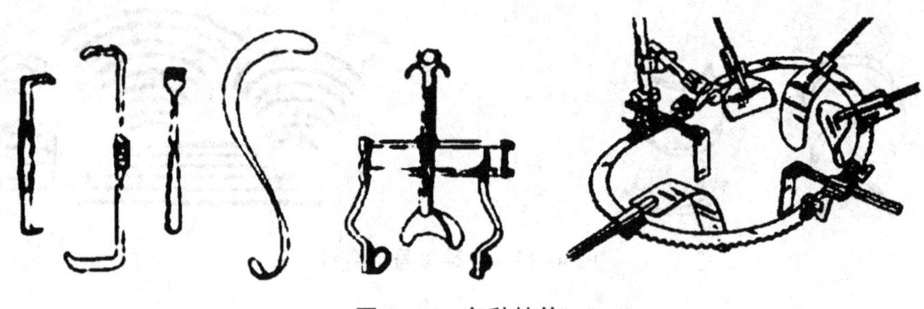

图 4-24 各种拉钩

十五、吸引器头(管)

可为单孔金属吸头和多侧孔吸管，也可为塑料多侧孔吸引管。单孔吸头用于吸除血液、尿液、脓液等；多侧孔吸引管用于吸除体腔内各种体液，有防止过度吸引大网膜、肠壁或其他内脏器官的作用。

十六、探针

又称为探条。结构分类：根据用途不同，可有多种形状，大体分为普通探针、特殊探针和有槽探针三大类，普通型又有直形、弯形、平头和圆头之分。

作用：首先根据不同部位和用途选择适当的探针，注意探针的正确执法，插入组织器官时，应试探性进入，千万勿用力过猛过大，以免造成假道或组织损伤。普通型和特殊型探针用于探查组织异物、器官管腔深浅、瘘或窦道深浅、走向；有槽探针用于引导切开瘘管表层组织。

十七、刮匙

根据形状不同，可分为直、弯两型，每型又有大、小和钝性、锐性之分。普通副匙用来清除伤口或窦道内的肉芽及坏死组织；胆道刮匙可用来清除胆管深处的结石。

十八、引流管

T 型管、三腔二囊管、十二指肠管、肛管、各种导尿管。

【实训后处理】

用物处理：清点、清洁器械，分类整理，打包。

【实训要求与注意事项】

1. 总体要求。

(1) 加强无菌观念及受伤意识、职业防护意识的培养。

(2) 实训过程中态度认真，爱护器械，轻拿轻放，无损坏。

(3) 任何器械的传递都要将器械柄传递给术者，将器械柄轻击术者手掌。

2. 注意事项。

(1) 注意无菌操作，勿离台面过高，不高于肩，不低于腰平面，切忌在背后传递。

(2) 手术时根据实际需要，选择合适的刀柄和刀片。刀柄与刀片应分开存放和消毒。刀片应用持针器夹持安装，切不可徒手操作，以防割伤手指。

(3) 使用手术剪时不能用组织剪代替线剪，以免损坏刀刃。

(4) 血管钳不宜夹持皮肤、脏器及较脆弱的组织，以免造成损伤。

(5) 传递手术刀时，不可将刀刃指向术者传递以免造成损伤。操作动作要轻稳，不可损坏器械。

【实训评价】

1. 采用教师评价、小组互评与学生自评相结合。

2. 从学生实践主动性、识别能力、应用掌握程度等方面进行综合评价。

【分析与思考】

1. 只有掌握了各种手术器械的结构特点和基本性能，才能正确、灵活地使用，达到对手术室护士稳准快细的要求。

2. 注意强调联系过程中要具有严谨的工作态度和严格的无菌观念。

3. 无菌观念、识别正确与熟练程度是本次实践评价的重点内容。

表 4-2　外科护理学实践技能训练与考核标准

科目-1 常用手术器械识别与使用(时间要求：10 min 以内)

项目	训练标准	应得分	评分标准
准备质量(10 分)	1. 仪态端庄，口罩、帽子、工作衣穿戴整齐	5	不合要求全扣
	2. 用物齐备(常用的外科手术器械一套；7[#]、4[#]、1[#]、0[#]丝线，1[#]、0[#]铬制肠线各一)	5	少备一种扣 1 分
操作质量(75 分)	1. 器械按类摆放整齐	10	摆放无序全扣
	2. 说出手术刀片、刀柄名称，用持针钳熟练装卸刀片	10	说错一种扣 5 分，装卸不熟练扣 5 分
	3. 准确说出直剪、弯剪、线剪、组织剪名称和用途，并正确持剪	10	说错一种扣 1 分，用法错误全扣
	4. 说出常用手术钳的名称、用途，正确操持(拇、环指持钳，钳尖向下)	10	说错一种扣 1 分，用法错误全扣
	5. 说出各种手术镊的名称、用途、持镊正确(拇指与示、中指持镊，镊尖向下)	10	说错一种扣 1 分，用法错误全扣
	6. 说出各种牵开器(拉钩)的名称、用途、用法	5	说错一种扣 1 分，用法错误全扣
	7. 说出缝针、缝线的种类、型号和用途，持针钳夹持缝针中后 1/3 交界处，穿线，回头线约 1/3	10	说错一种扣 1 分，用法错误全扣
	8. 说出吸引器的用途，各部分名称，并熟练连接调试	10	说错一种扣 1 分，用法错误全扣
全程质量(15 分)	1. 辨认准确、熟练，口述清晰、流利	5	按情况给分
	2. 操作正确无误	6	按情况给分
	3. 操作时间符合要求	4	每超过 30s 扣 1 分

实训五

打结

【实训目的】

学会单手和持钳打方结，避免假结和滑结。

【组织形式】

教师讲解、集中示教；学生分组实训；教师指导、归纳总结、反馈指导。

【实训前准备】

1. 物品准备：示教细绳、持针钳、血管钳、丝线卷、线剪。
2. 操作者准备：洗手，戴好帽子和口罩。

【过程与方法】

一、基本知识

打结是手术基本技术之一，必须熟练掌握。止血和缝合都需要结扎，结扎是否牢固，与打结是否正确密切相关。不正确的打结，可使扎线滑脱，引起继发性出血。外科手术所用的结扎，必须牢靠，不会自行松解和滑脱。

(一)结的种类

有单结、方结、多重结、外科结、假结、滑结。方结由两个方向相反的单结组成，最为牢靠，故最常用；多重结(三重结)是在打好方结后，再打一个与第一结扣方向相同的结，加强牢靠性，用于结扎较大的动脉，或使用肠线、合成线打结时方使用；外科结是将第一结扣线圈绕两圈，不易松开，但费时，一般不采用；通常发生的错误结是假结和滑结，假结由两个方向相同的单结构成，易滑脱，不可采用，滑结是在打方结时，两手用力不均匀，只拉紧线的一端所致，更易滑脱，应尽量避免。

(二)打结方法及图解

1. 单手打结法(图5-1)：常用，简便迅速。左右手均可作结。术中应用最广泛，应重点掌握和练习。

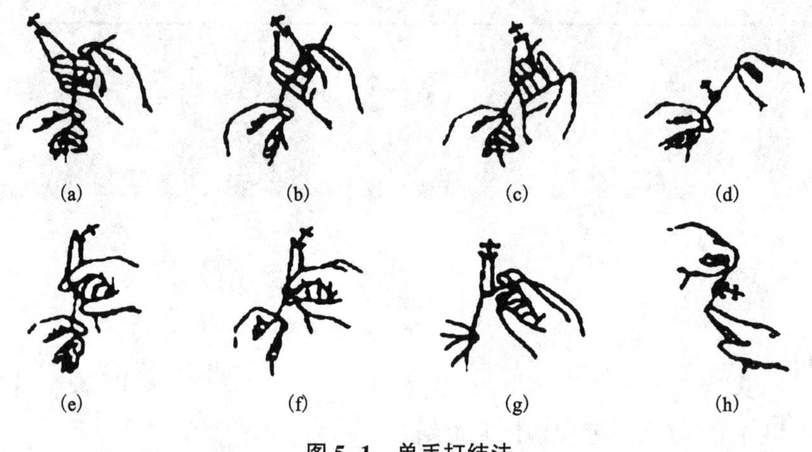

(a) (b) (c) (d)
(e) (f) (g) (h)

图 5-1　单手打结法

2. 双手打结法(图 5-2)：分别以左右手用相同的方法打成两个交叉结，对深部或组织张力较大的缝合结扎较为方便可靠。适于作外科结。但较繁琐，浪费时间。

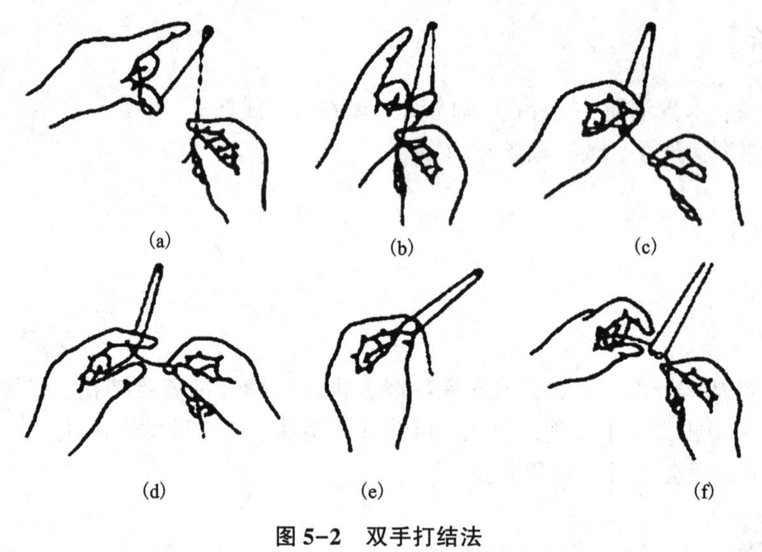

(a) (b) (c)
(d) (e) (f)

图 5-2　双手打结法

3. 器械打结法(持钳打结法)(图 5-3)：一般左手捏住缝合针线一段，右手拿持针器或血管钳打结，用于连续缝合、深部操作、线头较短以及一些精细手术时。此种方法不影响视野、节省时间，缺点是缝合有张力时不易扎紧。

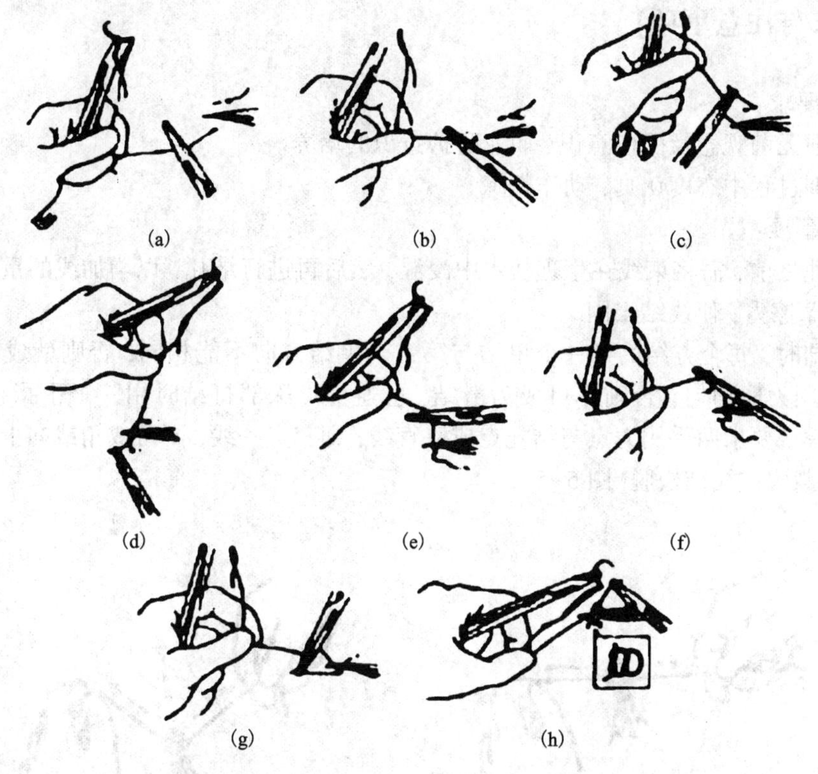

图 5-3　器械打结法

4. 深部打结(图 5-4)：盆腔深部常用，不论用手或止血钳，在第一道线结起后，将一线拉紧，用另一手将线结推下，同样以相反方向结扎第二个线结。

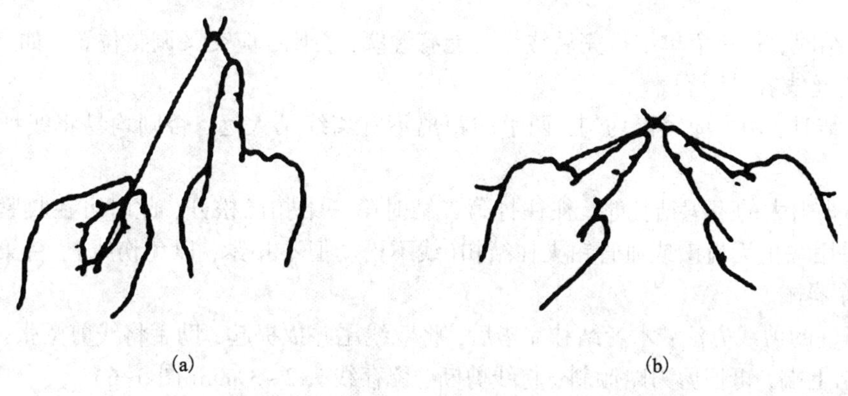

图 5-4　深部打结

【实训要求与注意事项】

1. 总体要求：

（1）加强无菌观念及受伤意识、职业防护意识的培养。

（2）实训过程中态度认真，动作熟练。

2. 注意事项：

（1）结扎之前，需将束线在生理盐水中浸湿，然后再进行结扎，以增加线的重量，便于操作，并增加摩擦力，使线结牢固。

（2）打结时，每个方结的第一个单结与第二个单结方向不能相同，否则就成假结，容易滑脱。两手用力应均匀，否则亦可成为滑结，应避免。深部打结时用一个手指按压线结附近，逐渐拉紧，要求两手用力点与结扎点成一直线，即三点一线，不可成角或向上提起，否则易造成组织撕脱或线结松脱（图 5-5）。

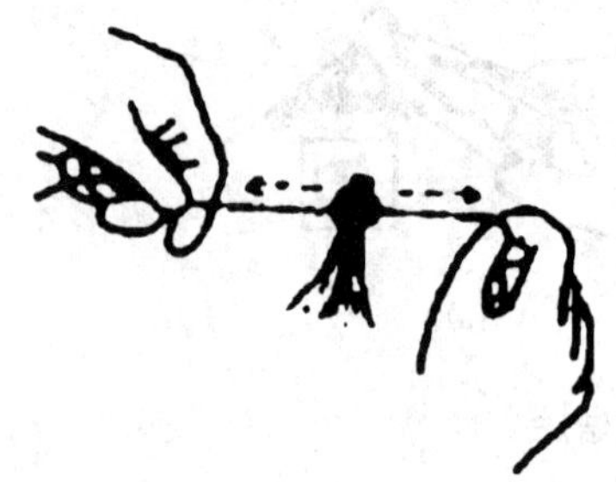

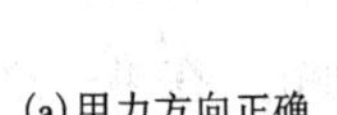

(a)用力方向正确

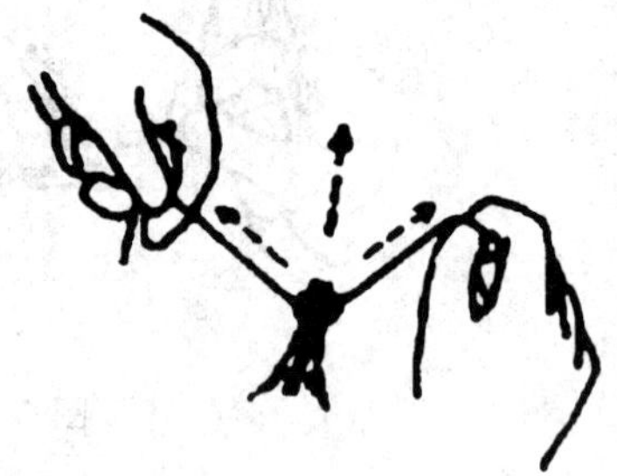

(b)用力方向错误

图 5-5　打结方向

（3）打结时，每一个单结打完后线结不能有缠绕，否则，应交叉调整位置，如有缠绕，打结后稍用力丝线容易断裂。

（4）打结时，用力应缓慢均匀，两手的距离不宜离线结太远，否则均易将线扯断或未扎紧而滑脱。

（5）遇张力大的组织结扎时，往往打第二结时第一结扣已松开，此时可在收紧第一结扣以后，助手用一把无齿镊或血管钳夹住结扣（线不松动但不扣紧，以免伤线），待第二结扣收紧时再移除器械。

（6）正确的剪线方法：术者结扎完毕后，将双线尾并拢提起，助手将线剪微张，顺线尾向下滑至线结上端，再把剪刀略倾斜，将线剪断，留存线头 2~3 mm（图 5-6）。

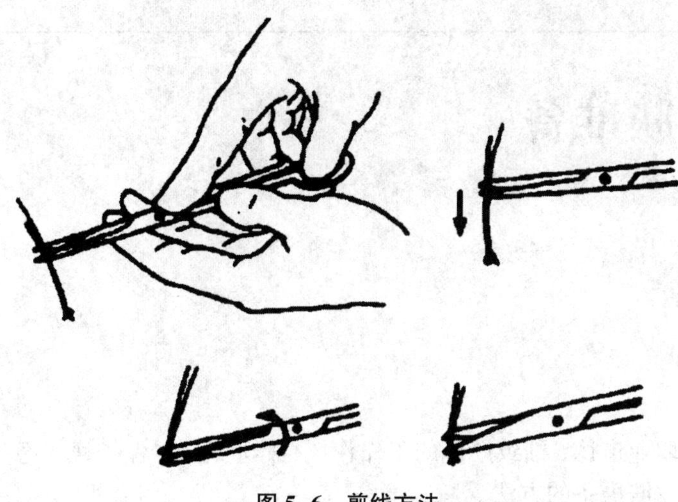

图 5-6　剪线方法

【实训评价】

1. 采用教师评价、小组互评与学生自评相结合。
2. 从学生实践主动性、无菌观念、操作技能、团队协作、沟通礼仪等方面进行综合评价。
3. 无菌操作原则、操作正确与熟练程度、团队协作是本次实践评价的重点内容。

【分析与思考】

缝合、打结是不可分离的两个步骤!

目前出现了很多新技术，例如腹腔镜等，腔镜下的缝合打结较之开腹手术完全不同，但是科技发展了，腔镜下练习的模型非常多，可以通过模型练习。外科的基础操作练习好并不难，只要勤加练习之后就能熟能生巧。

实训六

手术区皮肤准备

【实训目的】

1. 具有的良好职业道德、细致严谨的工作作风，尊重病人，保护病人隐私。
2. 学会手术区皮肤准备的方法。

【组织形式】

教师讲解、集中示教；学生分组实训，互为病人角色扮演；教师指导、归纳总结、反馈指导。

【实训前准备】

1. 操作者准备：着装整洁，剪指甲、洗手，戴口罩。
2. 病人准备：评估病人疾病情况及手术部位；向病人说明手术区皮肤准备目的，解释操作过程中配合及注意事项。
3. 物品准备：托盘内放剃毛刀及刀片、弯盘、纱布、橡胶单及治疗巾、纸巾数张、毛巾、汽油、棉签、手电筒；治疗碗内放软皂、软毛刷；脸盆内放热水、75%乙醇溶液。
4. 环境准备：病室清洁、光线、温度适宜，适当遮挡。

【过程与方法】

1. 核对、解释：核对病人姓名、科室、床号、年龄、住院号、疾病名称等信息；向病人解释，取得合作。解释备皮目的、范围，关闭门窗，调节室温，遮挡。
2. 安置体位：解开衣扣和腰带，垫橡胶单和治疗巾，充分暴露备皮区域。
3. 清洁：用软毛刷蘸取肥皂液涂抹备皮区域，剃毛前用温热肥皂水浸湿毛发后再剃。
4. 备皮：左手持纱布绷紧皮肤，右手持剃刀呈30°角，从上至下轻轻剃去毛发；手术区皮肤准备范围包括切口周围至少15 cm的区域；剃毛刀片应锋利；剃毛时应顺着毛发生长的方向，以免损伤毛囊；皮肤松弛的地方应将皮肤绷紧，以避免损伤；遇有瘢痕、结痂或突起处应避开，或者变换角度再剃。
5. 检查：剃毕，用手电筒照射，在水平视线上，仔细检查；仔细检查毛发是否剃净，观察皮肤有无刮痕或皮疹，一旦发现应记录并通知医生。腹部手术者用棉签蘸汽油清洁脐窝部污垢，然后用75%乙醇溶液消毒。

6. 清洗：用毛巾浸热水洗去局部毛发、皂液。如病情允许可督促或协助病人沐浴、修剪指甲，更换清洁衣裤。

7. 病人安置：协助病人取舒适体位。

8. 用物处理：用物分类处理。

9. 记录：洗手，取下口罩，记录。

10. 常见手术备皮范围：

(1)颅脑手术(图 6-1)：手术前 2 小时剃尽全部头发及项部毛发，保留眉毛。

(2)颈部手术(图 6-2)：自唇下至乳头连线，两侧至斜方肌前缘。

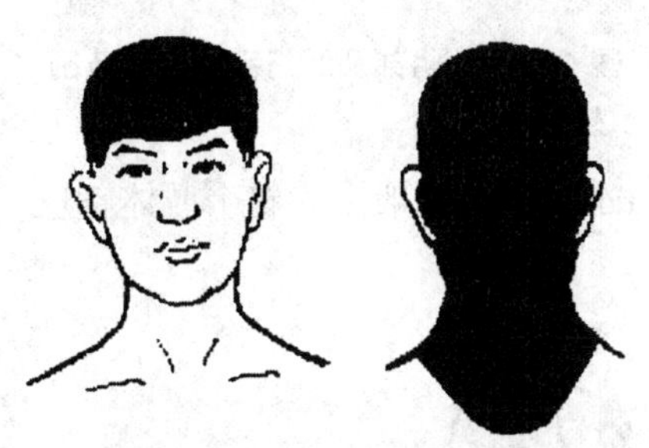

图 6-1　颅脑手术备皮范围

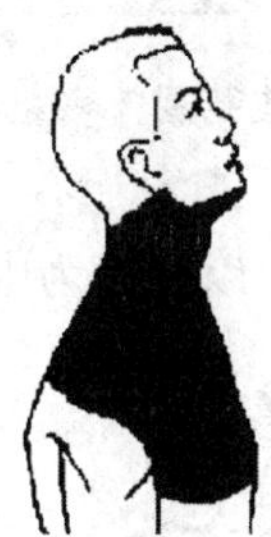
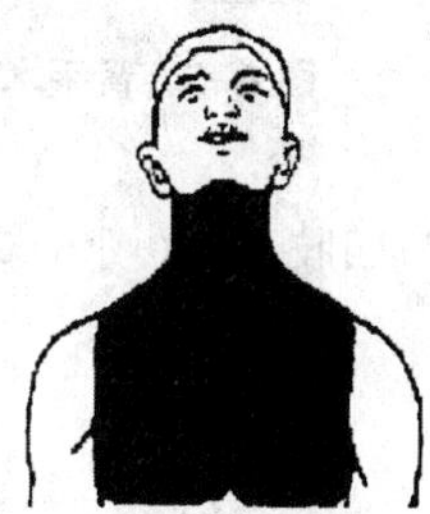

图 6-2　颈部手术备皮范围

(3)胸部手术(图 6-3)：上至锁骨上部，下至髂嵴，前自健侧腋前或乳头线，后过背正中线，包括患侧胸部、上腹、上臂和腋下。

(4)腹部手术(图 6-4)：自乳头至耻骨联合平面，两侧到腋后线。

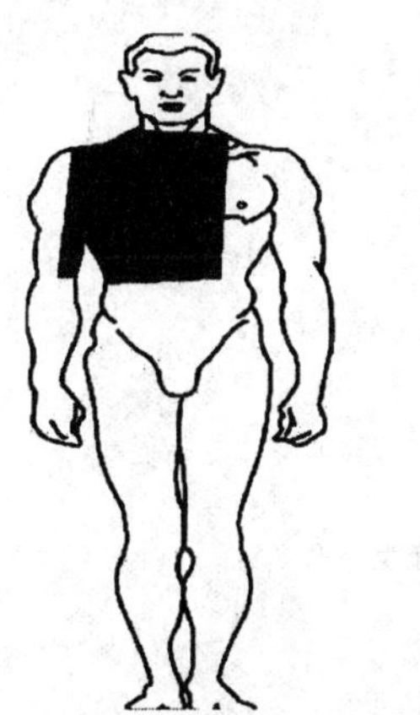
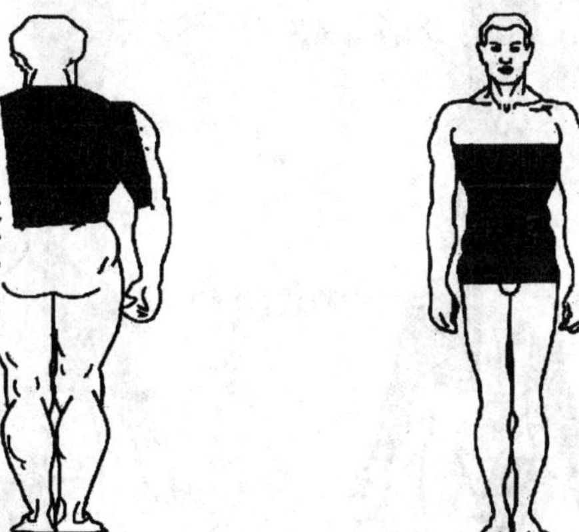
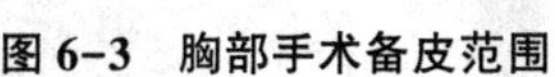

图 6-3　胸部手术备皮范围

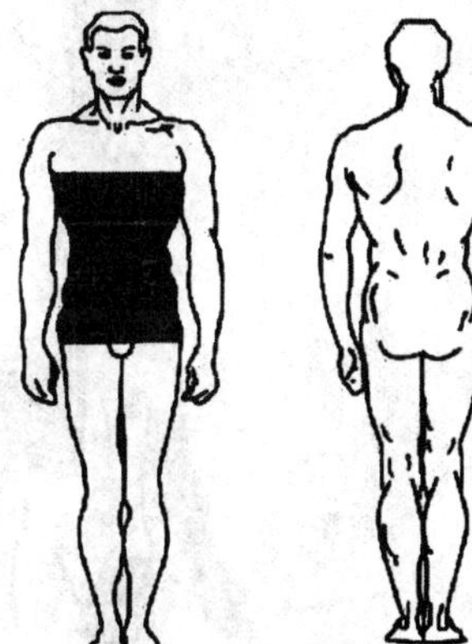

图 6-4　腹部手术备皮范围

(5)肾手术(图 6-5)：自乳头平线至耻骨联合，前后均过正中线。

(6)会阴部及肛门手术(图 6-6)：自髂前上棘至大腿上 1/3，包括会阴及臀部。

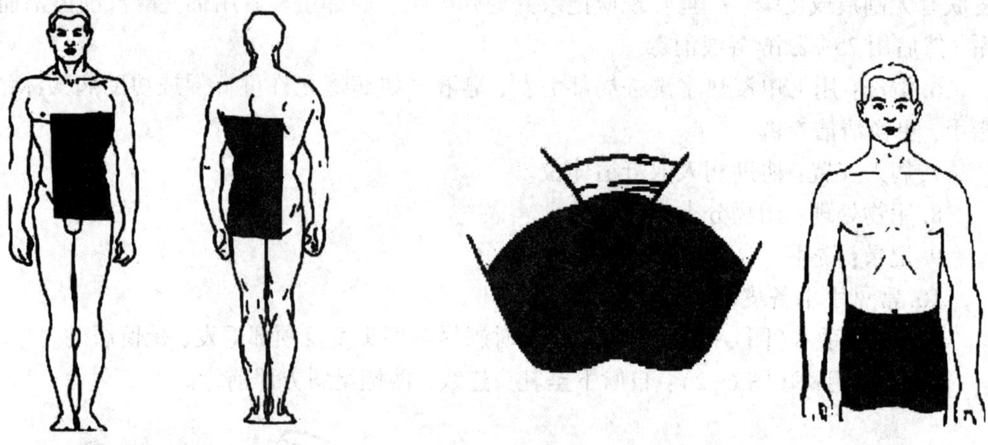

图 6-5　肾手术备皮范围　　　　图 6-6　会阴部及肛门手术备皮范围

(7)四肢手术(图 6-7)：以切口为中心上下方 20 cm 以上，一般多为整个肢体备皮。

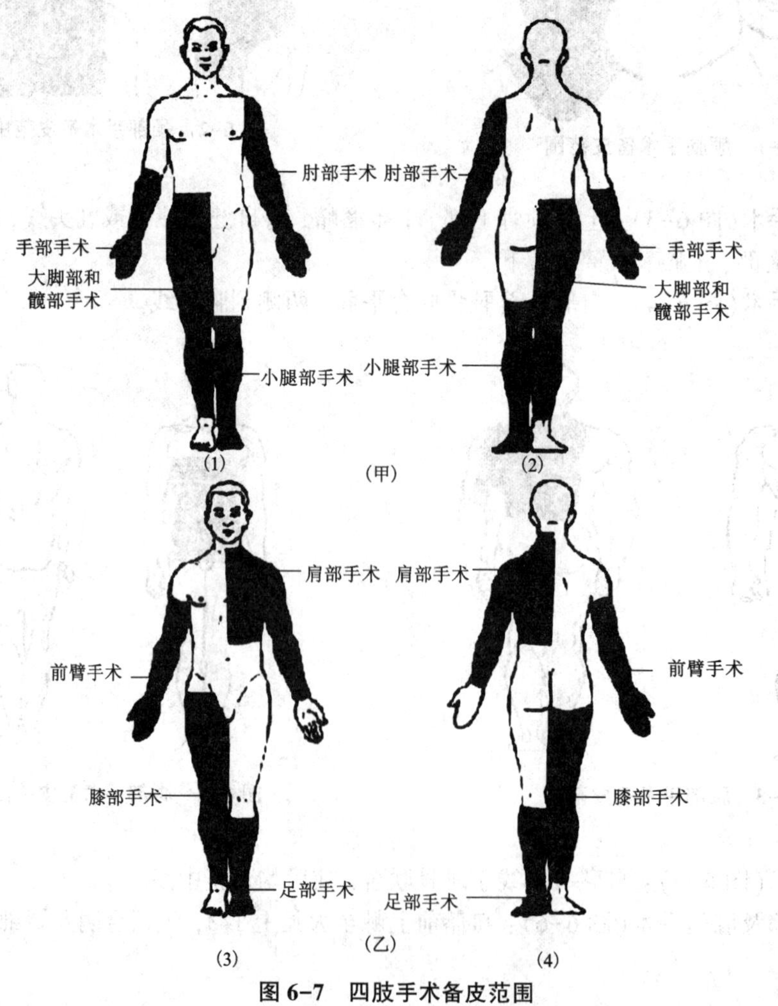

图 6-7　四肢手术备皮范围

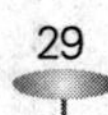

11. 特殊部位的备皮方法：

(1) 手或足手术：入院后指导病人每日用温水泡洗手脚 20 分钟，剪去指(趾)甲，已浸软的胼胝应设法剪除，但应避免损伤皮肤，足部手术者备皮后禁止下地。

(2) 骨、关节、肌腱手术：手术前 3 日开始准备皮肤，第一、二日先用肥皂水刷洗备皮区域，并用 5%碘伏消毒，再用无菌巾包裹。手术前 1 日剃手术区毛发，并用 75%乙醇消毒，再用无菌巾包扎。手术日清晨重新消毒后用无菌巾包裹。

(3) 颅脑手术：术前 3 日剪短头发，并每天洗头一次(急症例外)，术前 2 小时剃净头发，剃后洗头，并戴清洁帽子。

(4) 阴囊、阴茎手术：病人入院后每日用温水浸泡，用肥皂洗净，术前 1 日备皮，范围同阴部手术。

(5) 口腔手术：入院后经常保持口腔清洁卫生，进手术室前用复方硼酸液漱口。

【实训要求与注意事项】

1. 总体要求：

(1) 严格执行操作规程。

(2) 操作熟练，动作轻柔，保证病人安全。

(3) 操作过程中注意沟通、保护病人隐私，体现人性化服务。

2. 注意事项：

(1) 注意保暖，备皮时尽量少暴露病人，擦洗局部时不浸湿衣服、被褥。

(2) 四肢手术者，入院后应每日用温水浸泡手足 20 分钟，并用肥皂水刷洗，剪去指(趾)甲和已浸软的胼胝；颅脑手术者，术前 3 日剪短头发，并每天洗头一次(急症例外)，术前 2 小时剃净头发并洗头，戴清洁帽子。

(3) 切勿剃伤皮肤，遇有瘢痕、结痂或突起处应避开，或者变换角度再剃。

(4) 皮肤污垢较多者，应先擦净再剃毛发。

(5) 过于锋利的新刀片应稍磨平后再用。

(6) 剃毛时须以锋利剃刀顺着毛发生长方向剃，以免损伤毛囊，剃刀与皮肤表面呈 45℃，切忌刮破皮肤。

(7) 剃毛时间不宜距手术时间太久，一般在手术前一日或当日进行。

【分析与思考】

术前备皮是外科手术前的常规准备，直接影响到手术后切口感染率及伤口的愈合，必须要严格把关。目前国内外大量文献研究来看，术前不剃毛备皮法得到广泛的认可与应用，但我国的权威机构尚未有明确规定，各个医院都在对术前备皮的时间、方法进行探索与研究，目前虽然可以查询到许多有关外科术前备皮的文章，但质量差异较大，给临床护理带来一定困难，还需进一步研究。在不影响手术操作的情况下，尽量不剃毛，避免损伤皮肤。但如果手术所涉及的头发、腋毛、阴毛，为避免影响手术操作或进入伤口形成异物，仍宜剃除为妥。

【实训评价】

1. 采用教师评价、小组互评与学生自评相结合。
2. 从学生实践主动性、操作技能、人文关怀与沟通礼仪等方面进行综合评价。
3. 操作正确与熟练程度、对病人的人文关怀是本次实践评价的重点内容。

表 6-1 外科护理学实践技能训练与考核标准

科目-2 病人手术区皮肤准备(时间要求：10 min 以内)

项 目	训练标准	应得分	评分标准
准备质量(10 分)	1. 仪态端庄，口罩、帽子、工作衣穿戴整齐 2. 用物齐备	5 5	不合要求全扣 少备一种扣 1 分
操作质量(75 分)	1. 向病人解释备皮目的 2. 口述各种手术备皮范围(颅脑、颈、胸、上腹、下腹、腹股沟、肾、上下肢、会阴肛门部手术) 3. 以胃大部切除手术为例进行备皮，铺塑料单、布巾 4. 用棉签蘸汽油擦去备皮区内的胶布贴痕及污垢 5. 涂肥皂液(或滑石粉)、绷紧皮肤，用保险刀剃去毛发 6. 用温水、毛巾将肥皂沫洗净，擦干皮肤 7. 用 70%酒精消毒皮肤 8. 盖无菌巾，绷带包扎 9. 收拾床铺	5 15 5 5 20 10 5 5 5	未做全扣 少一处扣 2 分 未做全扣 未做全扣，清理不净扣 3 分 范围不当扣 5 分；剃除不净扣 5 分；损伤皮肤扣 5 分；操作无序扣 5 分 未做全扣；不彻底扣 5 分 未做全扣；操作不规范扣 3 分 未做全扣；操作不规范扣 3 分 未做全扣；不彻底扣 3 分
全程质量(15 分)	1. 口述清晰、流利 2. 操作熟练、规范，有条不紊 3. 操作时间符合要求	5 5 5	按情况给分 否则各扣 2 分 每超过 30 s 扣 1 分

实训七

外科手消毒

【实训目的】

1. 具有高度健康的体质、健全的人格、良好的心理素质和较好的医护团队合作能力。
2. 熟练掌握手术人员无菌准备的操作原则。
3. 学会术前外科手消毒。

【组织形式】

教师讲解、集中示教；学生分组实训；教师指导、归纳总结、反馈指导。

【实训前准备】

1. 操作者准备：洗手，上衣扎入洗手裤中，戴专用手术帽、口罩，手部皮肤无破损及感染，剪短指甲，甲下无积垢。
2. 物品准备：指甲剪、刷手池、无菌毛刷、肥皂、泡手筒、70%乙醇、碘伏消毒液、无菌纱布、烘干器或无菌毛巾等。
3. 环境：环境洁净、宽敞，室温适宜。

【过程与方法】

一、肥皂刷手、70%乙醇浸泡法

1. 洗手：用肥皂将双手、前臂、肘上 10 cm 搓洗一遍，用流水冲洗。
2. 刷手：取已消毒的手刷蘸消毒过的肥皂液刷手。一般次序是先刷指尖，再刷手指各面，指蹼、手掌、手背，同样方法刷另一只手。然后再交替对应刷腕部、前臂至肘关节上 10 cm 处。刷手时动作宜快速和用力，刷洗 3 min 为一遍，一次刷完后，手指向上用流水冲净手臂上肥皂液。以同样方法再刷两遍，反复刷洗三遍，共约 10 min(图 7-1)。

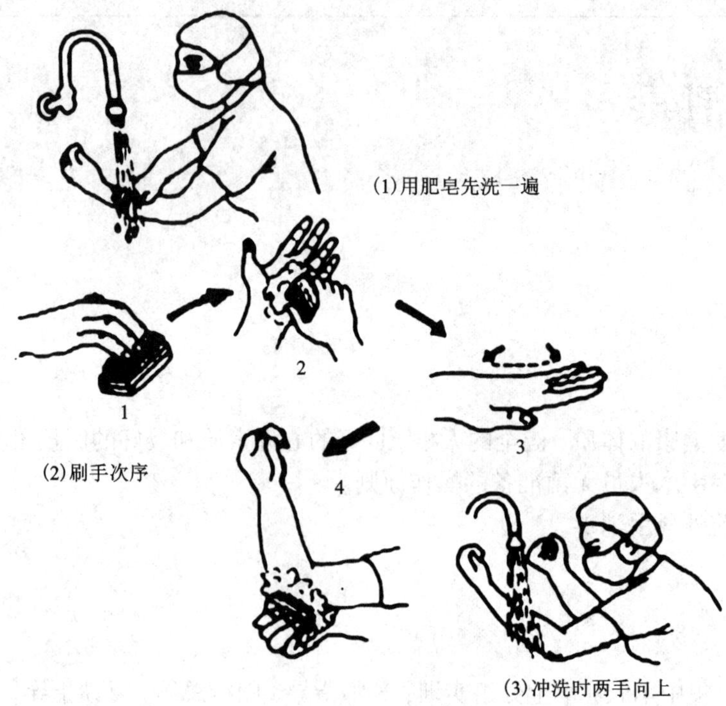

图 7-1　肥皂刷手

3. 擦手：消毒毛巾擦干双手，再将毛巾斜角对折以环拉方法从前臂到肘上 10 cm 擦干，毛巾两面分别用于两手臂，用过的毛巾不可再接着用(图 7-2)。

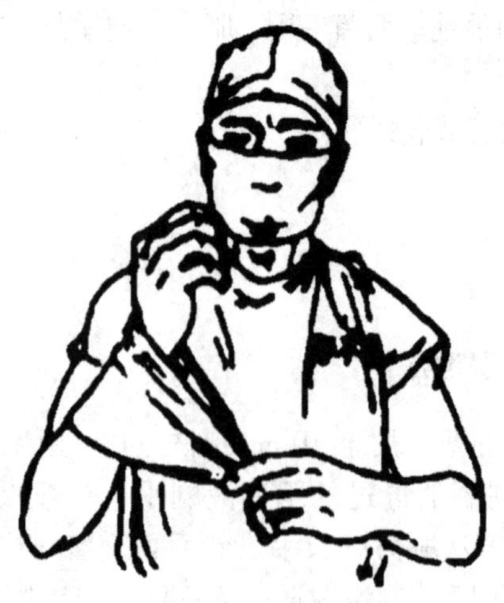

图 7-2　擦手

4. 消毒：用 75%乙醇泡手 5 min，浸泡平面达肘上 5~6 cm，可用毛巾搓擦皮肤，增加消毒效果。

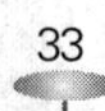

5. 待干：刷手消毒后，双手应保持拱手姿势，不得下垂，也不能接触未消毒物品，否则须重新消毒。

二、碘伏刷手法

1. 洗手：用肥皂、流水清洗双手和前臂至肘上 10 cm 处。

2. 刷手：无菌刷蘸 0.5%碘伏 5 mL 刷手和臂，从指尖到手指各面、指蹼、手掌、手背，同样方法刷另一只手。然后再交替对应刷手腕、前臂、肘关节上 10 cm 处，刷洗 3min，指尖朝上、肘向下，用流水冲洗。再用 5 mL 碘伏刷一遍，流水冲洗，方法同第一遍。

3. 擦手：取无菌小毛巾擦干双手和手臂或用烘干器烘干。

4. 消毒：再取适量 0.5%碘伏涂擦双手和前臂，自然晾干。双手不能下垂。因碘伏刷手时间短，灭菌效果好，是目前常用的刷手消毒方法。

【实训要求与注意事项】

1. 严格执行无菌技术操作原则。

2. 操作熟练，流程合理，动作规范，保证安全。

3. 操作全过程态度认真，严谨细致。

4. 刷手前仔细检查手部皮肤有无破损，修剪指甲。不佩戴戒指、手镯等饰物。

5. 刷手和消毒时均应按从指尖至肘上 10 cm 的顺序，同一遍刷洗中不可上下来回刷，特别注意洗净指甲缘、甲沟和指蹼等皱褶处。

6. 冲洗时，保持肘关节于最低位，避免前臂部的水流向手部。

7. 擦过肘部的毛巾不可再擦手部，以免污染。使用后的海绵、刷子等，应放在指定的容器中，一用一消毒。

8. 消毒手毕，应保持拱手姿势，手臂不可下垂，不可接触未经消毒的物品。

9. 使用外科高效手消毒剂时亦可根据产品的使用说明，采用冲洗手消毒法或免冲洗手消毒法，按“七步洗手法”清洗，消毒液揉搓双手、前臂和上臂下 1/3 完成。

【实训评价】

1. 采用教师评价、小组互评与学生自评相结合。

2. 从学生实践主动性、无菌观念、操作技能、团队协作、沟通礼仪等方面进行综合评价。

3. 无菌操作原则、操作正确与熟练程度、团队协作是本次实践评价的重点内容。

【分析与思考】

手术室是感染的高危科室之一，它担负对病人进行手术和急危重病人的抢救任务，因此，其工作质量直接影响手术病人的预后及医院的医疗效果，感染严重者可危及病人生命。手术人员要严格执行有效的洗手制度。定期监测，保证工作人员手指带菌数不超过 5 cfu/cm^2。

实训八

穿手术衣和戴手套

【实训目的】

1. 具有高度健康的体质、健全的人格、良好的心理素质和较好的医护团队合作能力。
2. 熟练掌握手术人员无菌准备的操作原则。
3. 学会术前穿无菌手术衣、戴无菌手套的方法。

【组织形式】

教师讲解、集中示教；学生分组实训；教师指导、归纳总结、反馈指导。

【实训前准备】

1. 操作者准备：洗手，上衣扎入洗手裤中，戴专用手术帽、口罩，手部皮肤无破损及感染，剪短指甲，甲下无积垢，洗手刷手。
2. 物品准备：无菌手术衣包，无菌手套。
3. 环境准备：环境洁净、宽敞，室温适宜。

【过程与方法】

1. 穿无菌手术衣

(1)取衣：自器械台上拿取无菌手术衣，选择较宽敞处站立，认清衣服的上下和正反面，手提衣领并展开。

(2)抖开：双手提起衣领的两角，在较空旷处充分抖开手术衣，使正面朝前(注意衣服勿触碰其他物品或地面)。

(3)穿袖：将手术衣轻轻抛起，双手顺势插入袖中，手向前伸，不可高举过肩，也不可左右侧撒开。

(4)系带：①对开式手术衣(图 8-1)：巡回护士在背后协助系好衣领后带，穿衣者双手交 叉将腰带递向后方由巡回护士系好；②全遮盖式手术衣(图 8-2)：戴好无菌手套后，松开腰带，将腰带一端提起，由巡回护士用无菌持物钳夹持，绕穿衣者一周后交穿衣者自行将左右两端系于腰前。

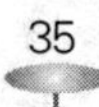

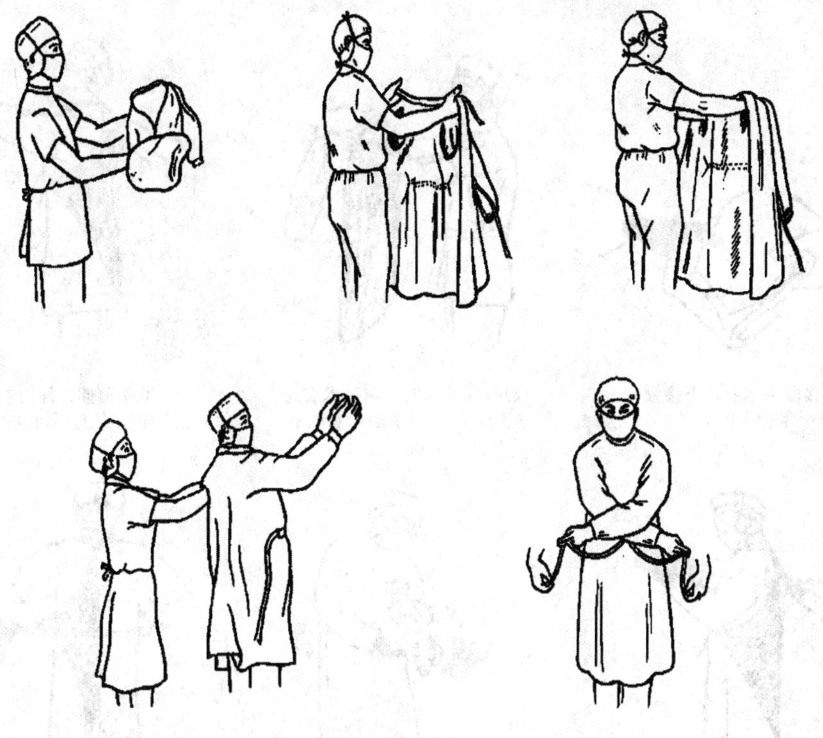

图 8-1　穿传统对开式手术衣法

2. 戴好无菌手套：①闭合式(图 8-1)：右手隔衣袖取左手套，将手套指端朝向手臂，放于左手衣袖上，拇指隔衣袖插入手套反折部并将之翻转于袖口；同法戴右手套。②开放式(图 8-4)：捏住手套口的翻折部将右手插入手套内，用已戴上手套的右手指插入左手手套口反折部的内面，帮助左手插入手套并戴好；分别将左、右手套的反折部翻回，盖住手术衣的袖口，用无菌盐水冲净手套外面的滑石粉。③协助他人戴手套：被戴者的手自然下垂；由洗手护士用双手撑开一手套，拇指对准被戴者，协助其将手伸入手套并包裹于袖口上，同法戴另一只手套。

3. 保持无菌：穿好手术衣，戴好手套后，双手保持在肩以下、腰以上前胸部位，如手术不能立即开始，应将双手插入胸前特制的衣袋中。

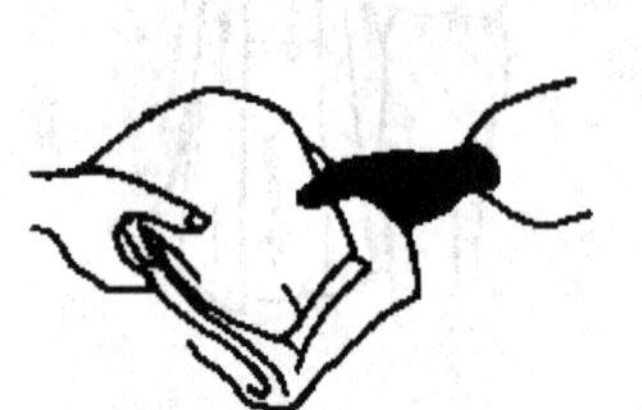

(a)接取手术衣，不接触
手术护士的手套

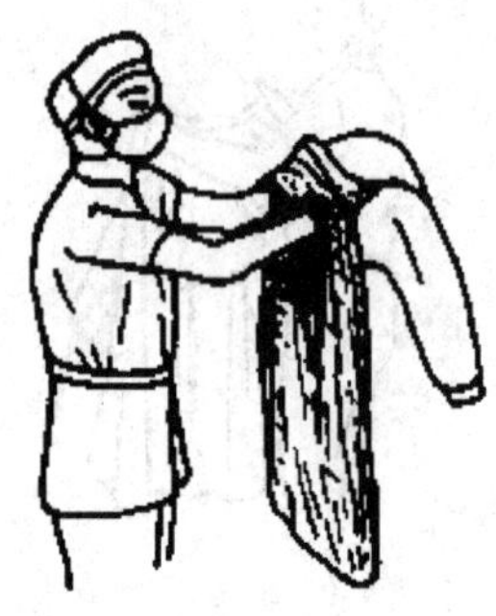

(b)打开手术衣，将手术衣向
空间轻掷，双手插入衣袖中

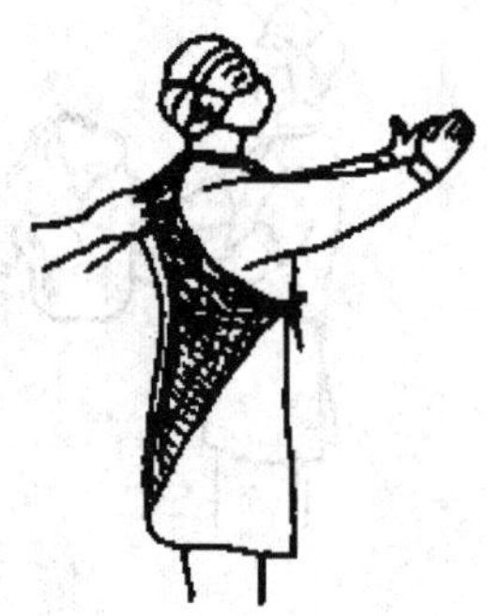

(c)双手前伸，伸出衣袖
巡回护士从身后协助提拉

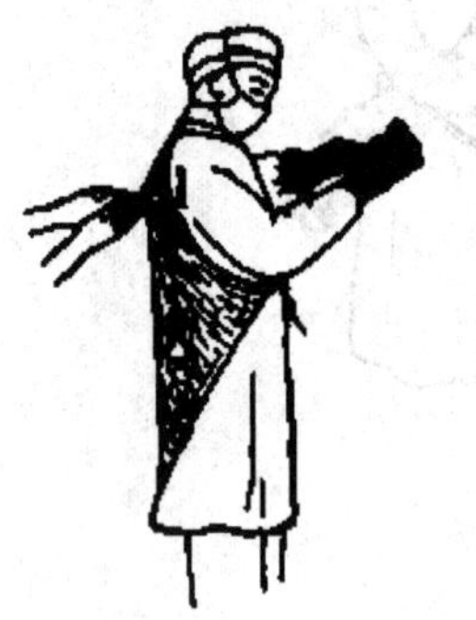

(d)巡回护士从身后系衣带

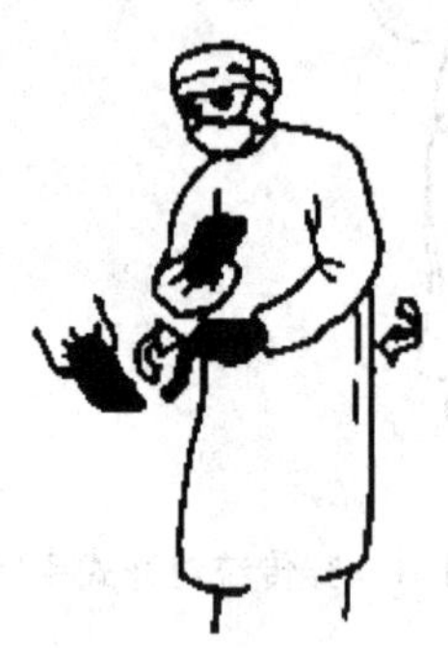

(e)提起腰带，由护士接取或
由巡回护士用无菌钳接取

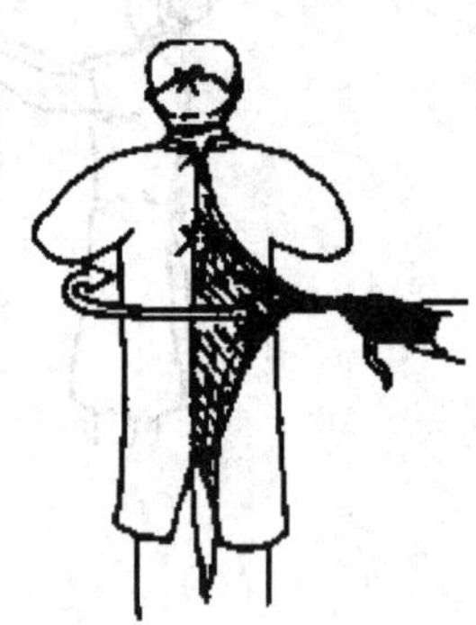

(f)由术者身后绕至前面

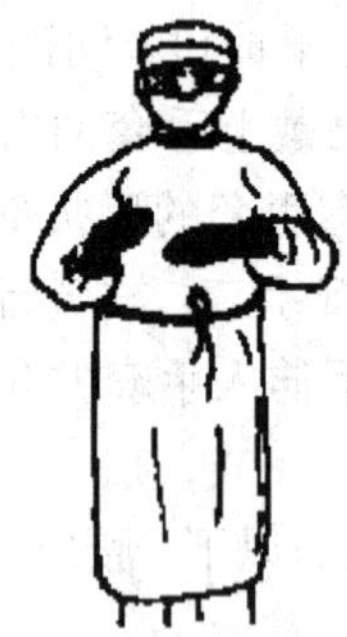

(g)将腰带系于腰部前方，
腰带保持无菌

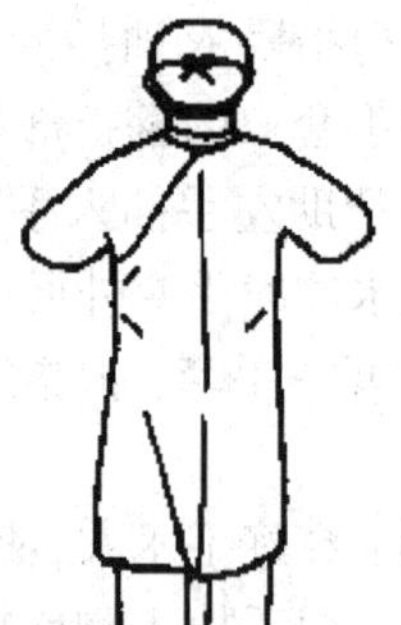

(h)提起腰带，由护士接取
使手术衣后侧无菌完整

图 8-2　全遮盖式无菌手术衣的穿法

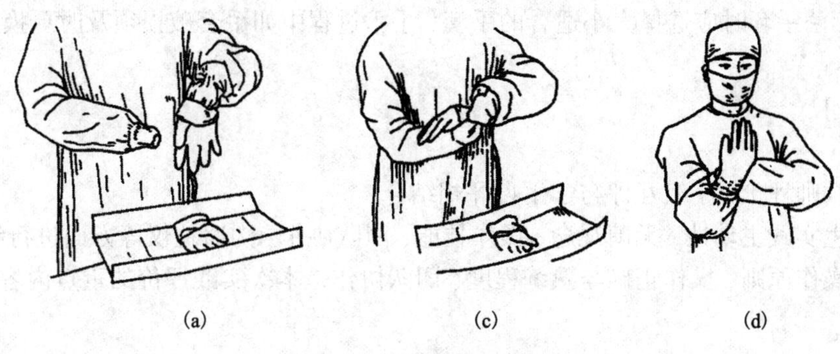

图 8–3　闭合式戴无菌手套

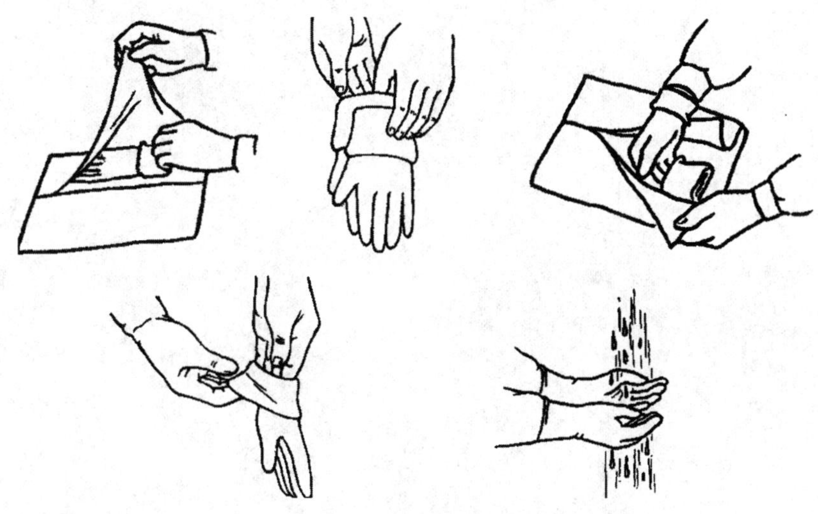

图 8–4　开放式戴无菌手套

【实训要求与注意事项】

1. 总体要求

(1) 严格执行无菌技术操作原则。

(2) 操作熟练，流程合理，动作规范，保证安全。

(3) 操作全过程态度认真，严谨细致。

2. 注意事项

(1) 认清衣服的上下和正反面，注意勿碰触其他物品。

(2) 穿无菌手术衣必须在手术间内比较空旷的地方进行，避免两臂过度外展或过高上举。穿遮盖式手术衣时，必须先戴好无菌手套，方可接取腰带。

(3) 穿好手术衣后，肩以上、背部、腰以下均视为污染区，不可接触。如手术不能立即开始，应将双手插入胸前特制的衣袋中，并选择手术间内较空旷处站立等待。若发现手术衣有破损、潮湿，必须更换。

(4)戴无菌手套时应选择大小适合的手套，手术过程中如手套破损须及时更换。

【实训评价】

1. 采用教师评价、小组互评与学生自评相结合。
2. 从学生实践主动性、无菌观念、操作技能、团队协作、沟通礼仪等方面进行综合评价。
3. 无菌操作原则、操作正确与熟练程度、团队协作是本次实践评价的重点内容。

表 8-1　外科护理学实践技能训练与考核标准

科目-3　手术人员的无菌准备(时间要求：10 min)

项目	训练标准	应得分	评分标准
准备质量(10 分)	1. 仪态端庄，用品齐备，放置有序	3	少备一种扣 1 分，摆放位置不当扣 1 分
	2. 洗手前准备：		
	(1)换鞋	1	未做全扣
	(2)只留内衣、内裤，穿洗手衣、裤，上衣下摆束入裤腰内，衣袖卷之肘上至少 15 cm 处	4	少一项扣 1 分
	(3)戴口罩、帽子，头发、鼻子不可外露	1	未做或不合要求全扣
	(4)修剪指甲，挫平甲缘	1	未做全扣
操作质量(75 分)	1. 洗手(40 分)		
	(1)用肥皂、流水作一般清洁洗手，时间 1min	3	未做全扣
	(2)用消毒手刷蘸消毒软皂液从指尖开始，按手部、前臂、肘上 10 cm 三部分，自远而近双手交替刷洗，指缝、甲沟、皮肤皱褶处重点刷洗，不留空白	10	顺序错误扣 4 分，上界不够扣 3 分，刷洗不彻底扣 3 分，时间不够扣 2 分
	(3)流水冲洗手臂，保持手高肘低位，手不得接触水嘴等有菌物体。刷洗一遍 3min	4	不合要求全扣
	(4)另换一只手刷，重复(2)、(3)项两遍，三遍共约 9 min(口述)	10	少一遍扣 5 分，不符合要求按上述标准扣分
	(5)双手曲肘置于胸前，取无菌小方毛巾；擦手后折成三角形，平边向上置于腕部，捏住两角自远而近擦至肘上 10 cm，不得倒擦；用毛巾的另一面，同法擦另一手臂	8	姿势不当扣 3 分，操作错误扣 3 分
	(6)双手置于泡手筒内使消毒液(苯扎溴铵溶液)面达肘上 6 cm 处泡手 5 min(时间口述)，浸泡完毕双手即刻拱手于胸前	5	未做全扣，姿势不当或时间不够扣 2 分
	2. 穿手术衣(17 分)		
	(1)拿起手术衣，后退两步，找一宽敞处抓着衣领，正面朝外、左右上下轻轻抖开	6	抓错部位或正面朝内全扣
	(2)向上轻抛手术衣，双手顺势插入袖内，两臂前伸，露出双手(背后另一人协助)	6	操作不规范扣 3 分，衣服接触有菌区全扣
	(3)上身前倾，双手交叉提起腰带向左右两边送出，手勿接触手术衣(背后另一人协助)	5	未做全扣，操作错误扣 3 分
	4. 戴手术手套(18 分)		
	(1)双手轻涂滑石粉，不可使其飞扬	2	未做或不合要求全扣
	(2)一手捏起一双手套反折处，辨认左右，使手套拇指向前	2	不合要求全扣
	(3)先戴一只，再以已戴手套手的 2、3、4、5 指插入另一手套反折部内戴另一只(未戴手套的手不可接触手套外面，已戴手套的手不可接触手套的内面)	7	不合要求全扣，操作不顺利扣 3 分
	(4)将手套反折部翻盖于手术衣袖口之上	3	未做全扣
	(5)无菌盐水冲手(上身微倾、双手不可过低)	2	未做全扣，不合要求扣 1 分
	(6)双手拱手置于胸前或置于护手内	2	不合要求全扣
全程质量(15 分)	1. 全程熟练、有序	6	慌乱或操作不熟练各扣 3 分
	2. 体现出较强的无菌观念	6	按情况给分
	3. 操作时间符合要求	3	每超过 30 s 扣 1 分

实训九

手术体位的安置、手术区皮肤消毒及铺巾、器械台管理和手术配合

【实训目的】

1. 具有健康的体质、良好的心理素质和较好的医护团队合作能力。

2. 熟练掌握操作中的无菌原则。

3. 能正确安置常用手术体位，说出操作过程中的注意事项和各种体位的适用范围；学会手术区消毒、无菌巾铺法、器械台管理和手术配合。培养关心爱护病人的感情。

【组织形式】

教师讲解、集中示教；学生分组实训；教师指导、归纳总结、反馈指导。

【实训前准备】

1. 操作者准备：巡回护士穿手术室专用服装，戴专用手术帽、口罩；器械护士穿无菌手术衣、戴无菌手套，戴专用手术帽、口罩。

2. 病人准备：查对病人姓名、床号、性别、年龄及手术部位准确无误。

3. 物品准备：实训模型人或学生，万能手术床及全部配件、小垫枕、气圈垫数个；无菌手术敷料包、器械包。

4. 环境准备：环境洁净、宽敞，室温适宜，光线适宜。

【过程与方法】

一、手术体位安置

（一）仰卧位

1. 水平仰卧位

（1）应用范围：头面部、前胸、腹部、下肢手术。

（2）物品准备：软垫 3 个、中单 1 条、约束带 1 条。

（3）方法：病人仰卧手术床上，头部垫高 3~5 cm 保持前屈，有利于放松颈部肌肉和静脉

回流；腰背部垫 3 cm 厚软垫，避免术后腰痛；双上肢自然平伸放于两侧，中单固定；双下肢伸直，腘窝下垫一软枕，维持正常生理弯曲，保持功能位，固定带固定两膝关节。放置麻醉屏风架，距病人颌下 40~ 60 cm。适用于前胸、腹部及下肢手术(图 9-1)。

肝、胆、脾手术：术侧垫一软枕，使患侧抬高 15°，使术野暴露充分，另将腰桥对准患者剑突下肋缘处，或相当于手术野的背部。

直肠、膀胱、前列腺手术：于骶尾部垫一软枕，手术床头端摇低 15°~20°，肩部可用一肩托固定，以防下滑，两腿分开。

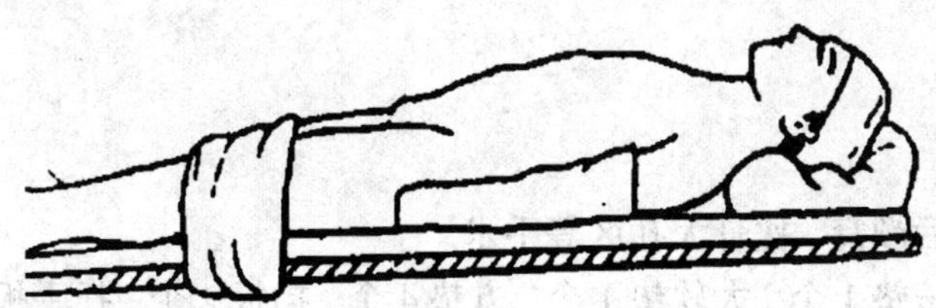

图 9-1　水平仰卧位

2. 上肢外展仰卧位

(1) 应用范围：上肢、乳房手术。

(2) 物品准备：托手板 1 个、软垫 3 个、中单 1 条、约束带 1 条。

(3) 方法：在患侧肩背下垫软枕，上臂伸直、外展，固定于托手板上，上肢外展不得超过 90°，以免拉伤臂丛神经(图 9-2)。其他同水平仰卧位。

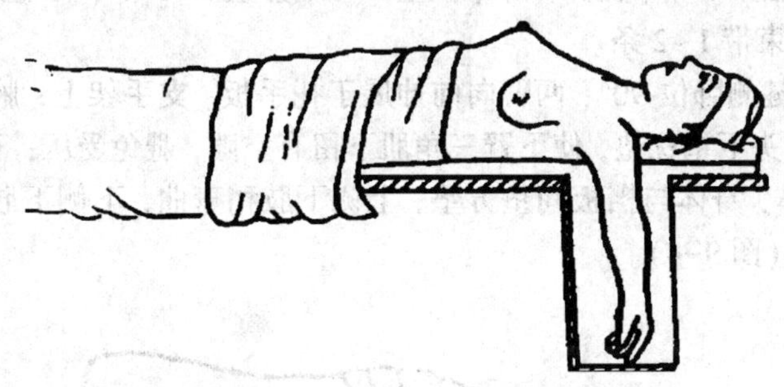

图 9-2　乳房手术平卧位

3. 垂头仰卧位(又称颈仰卧位)

(1) 应用范围：甲状腺、颈前路等手术。

(2) 物品准备：肩垫 1 个、头圈 1 个或小沙袋 2 个、圆枕 1 个、软垫 2 个、中单 1 条、约束带 1 条。

(3) 方法：肩下垫肩枕，抬高 20°；头下垫头圈或置弯沙袋以固定头部；头后仰，使颈伸 15°~30°；两臂伸直平放身旁，固定在约束带上，避免接触床面金属，防止术中电灼伤；手术床头端摇高 15° ~ 30°；托盘架平病人颌下，嘱医生术中勿压托盘，防止压伤病人面部(图 9-3)。

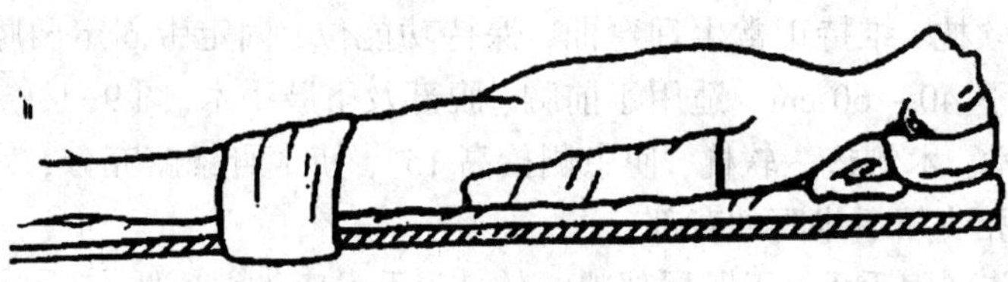

图 9-3　垂头仰卧位

(二)侧卧位

1. 脑外科侧卧位

(1)应用范围：后颅窝、枕骨大孔区等手术。

(2)物品准备：腋垫 1 个、大软垫 1 个、方垫 4 个、挡板 2 个、托手板 1 个、支手架 1 个、约束带 1~2 条、一次性胶单。

(3)方法：病人 90°健侧卧，头下垫头圈，腋下垫腋垫(距腋窝约 10 cm)，四个支架分别固定于两乳之间、两肩胛骨之间、耻骨联合、腰髓部，支架与受压皮肤之间用海绵垫保护，暴露手术野；双上肢伸直固定于托手架上；上腿屈曲，下腿伸直，两腿间垫软枕；固定髋部及膝部。

2. 胸外科侧卧位

(1)应用范围：肺、食管、侧胸壁手术。

(2)物品准备：腋垫 1 个、枕头 1 个、软垫 1 个、方垫 2~3 个、骨盆挡板 2 个、托手板 1 个、支手架 1 个、约束带 1~2 条。

(3)方法：病人健侧卧位 90°；两臂向前伸展于托手板、支手架上；腋下垫软垫，防止下臂受压损伤腋神经；头下垫枕垫，使下臂三角肌下留有空隙，避免受压；于背侧臀部、腹侧腹部处以挡板固定身体，身体与挡板间垫方垫；上侧下肢稍弯曲，下侧下肢伸直，两膝间垫软枕，约束带固定髋部(图 9-4)。

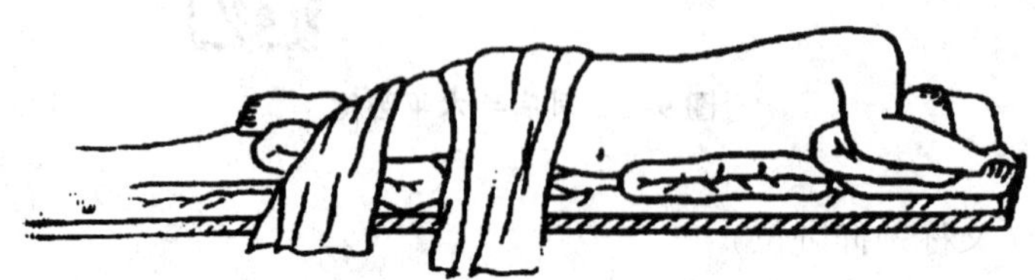

图 9-4　胸部手术侧卧位

(三)俯卧位

1. 应用范围：后颅窝、颈椎后路、脊柱后路及背部手术。

2. 物品准备：大软垫 3 个或马蹄垫 1 个、长方垫 1 个、小软圈 2 个、约束带 1 条中单或束臂带 2 条。

3. 方法：病人俯卧，头转向一侧或支撑于头架上；胸部用马蹄垫，髂嵴处垫长方垫，用软枕或布单包筒状气袋呈八字形；两臂半屈放在头旁或伸直放在身旁，约臂带固定；两小腿下加软垫，双膝关节下垫气圈，固定带固定于膝部下方；踝关节自然下垂，防止足背过伸(图9-5)。

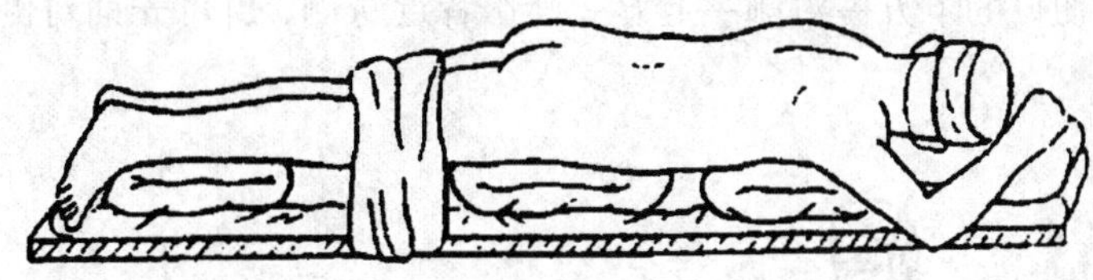

图9-5　俯卧位

(四)膀胱截石位

1. 应用范围：肛门、直肠、会阴部、尿道手术。

2. 物品准备：腿架2个、棉垫2个、约束带2个、软垫1个。

3. 方法：病人仰卧，两臂固定于身旁，下肢屈髋，膝展开架于腿架上并加固定，腿架上垫棉垫，两腿高度以病人腘窝自然弯曲下垂为准，过高可压迫腘窝，两腿宽度为生理宽度(45°)，膝关节摆正，防止压迫腓骨小头造成腓总神经损伤；臀下垫枕以抬高臀部，并移至床边，臀下垫胶单；将手术台下段垂直落下，手术床后仰15°(图9-6)。

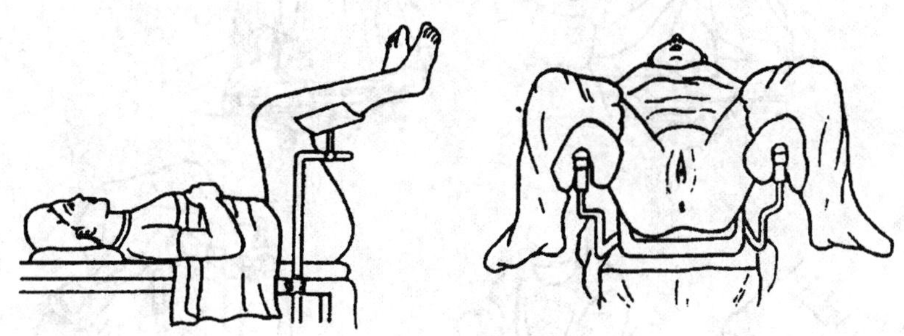

图9-6　膀胱截石位

二、手术区皮肤消毒

1. 核对：再次核对手术部位，检查消毒区皮肤情况。

2. 用物：将盛有浸蘸消毒液敷料的消毒弯盘与敷料钳递给手臂消毒后(不戴手套)的第一助手。

3. 消毒：第一助手夹持消毒敷料对手术区域皮肤进行消毒，范围包括手术切口周围15~20 cm的区域，第一遍消毒由手术区中心开始(如为感染伤口或肛门区手术，则自手术区外周涂向感染伤口或会阴、肛门处)，向周围皮肤无遗漏地涂擦消毒液，待干后换敷料钳同法消毒第二遍。

3. 铺无菌巾(图9-7)

皮肤消毒后需铺无菌巾单，用来分隔有菌与无菌区。铺单的原则是：先遮盖相对“脏”处，后盖“干净”处。不同部位的手术，铺单的方法亦不一样。现以腹部手术为例，总共铺三层巾单，第一层铺四块小无菌巾，第二层铺中单一般为 3 条，第三层铺一条有孔大单。

1. 递巾：器械护士将无菌手术巾折边 1/4，传递时第 1、2、3 块无菌巾的折边向手术医师，第 4 块的折边向器械护士。

2. 铺巾：先铺切口的下方—对侧—上方—操作者近身侧，也可先铺对侧—下方—上方—操作者近身侧。

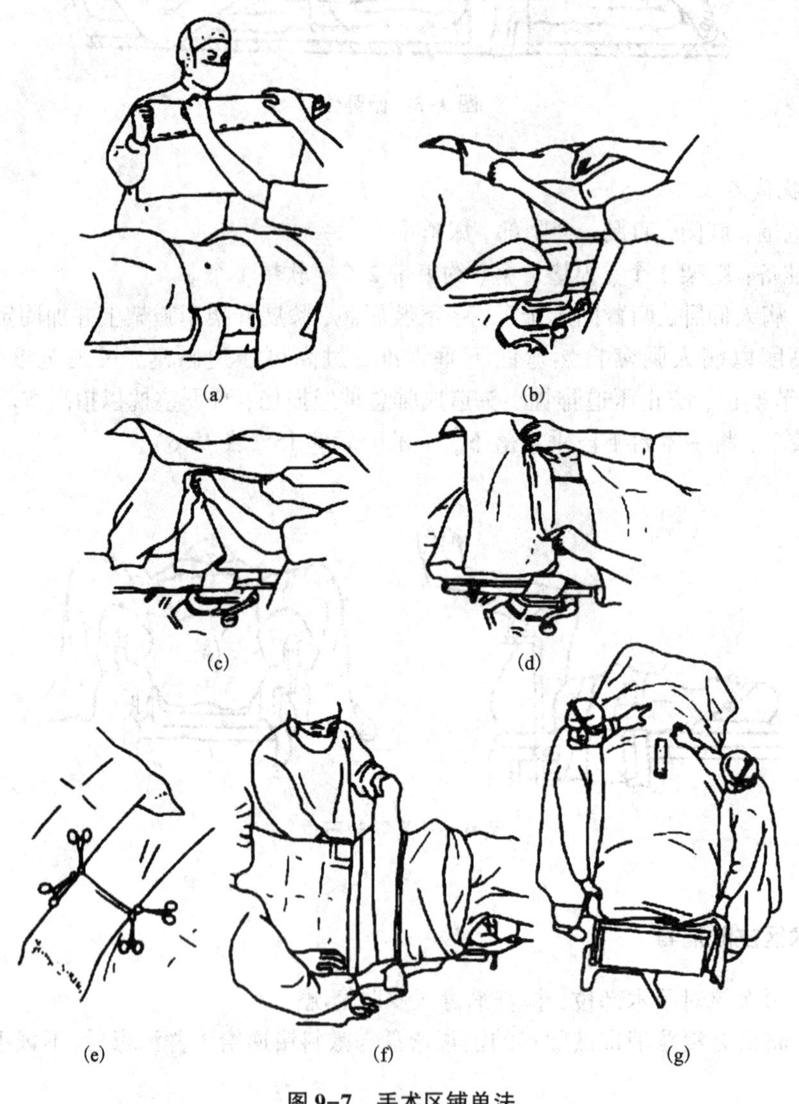

(a) (b) (c) (d) (e) (f) (g)

图 9–7　手术区铺单法

3. 递布巾钳：递布巾钳于手术医生，将手术巾交角处用布巾钳钳夹固定。

4. 协助铺单：铺两块无菌中单于切口上、下方；铺剖腹单，单孔正对切口，短端向头部，长端向下肢，短端向上方展开盖住麻醉架，下端向下方展开盖住器械托盘。

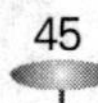

三、器械台管理和手术配合

1. 整理：器械护士穿好无菌手术衣、戴无菌手套后，整理器械台：用物分类、定位放置。

2. 清点：与巡回护士清点器械及物品数目。

3. 配合手术：正确、主动、迅速地传递所需器械和物品，及时收回用过的器械，擦净血迹，保持器械干净，器械台清洁、整齐、有序。

4. 核对：手术关闭切口前、皮肤缝合后与巡回护士共同核对术中所用的所有器械、物品数目。

四、操作后处置

1. 术后擦净病人身上的血迹，协助包扎伤口。

2. 确认数量无误后，用多酶溶液浸泡 15 分钟，初步处理后送消毒供应中心集 中处理，不能正常使用的器械做好标识及时更换。

3. 由他人帮助或个人自行脱下手术衣；翻转脱下手套。

【实训要求与注意事项】

1. 总体要求

(1) 严格执行无菌技术操作原则。

(2) 操作熟练，流程合理，动作规范，保证病人及自身安全。

(3) 操作过程态度认真，严谨细致。

2. 注意事项

(1) 手术体位的安置

1) 患者舒适、安全，防止肢体受压，不影响病人的呼吸、循环功能。避免过度牵拉及压迫肌肉、肌腱、血管、神经等。

2) 充分暴露手术野，便于医生操作。

3) 固定牢固，不易移动。

(2) 手术区皮肤消毒

1) 蘸消毒液量不可过多，一般从切口中心向四周涂擦，但肛门或感染伤口手术，应由外周涂向肛门或感染伤口。

2) 已经接触污染部位的药液纱布不应再返回擦清洁处皮肤。

3) 对婴儿、面部皮肤、口腔、肛门、外生殖器等部位，不能用碘酊消毒，应选用刺激性小的消毒剂。

(3) 铺无菌巾

1) 递巾时器械护士的手不可接触接巾者的手臂及未消毒的物品。

2) 铺巾顺序原则为：先铺相对不洁区（如会阴部、下腹部）或操作者对侧，最后铺靠近 操作者的一侧。已经铺好的手术巾不得随意移位，如果必须移动少许，只能向外移动，不能 向切口部位内移，否则须更换手术巾。

3) 手术区周围一般要求有 4~6 层无菌单，大小适合。布单一经水或血浸湿，即失去无菌隔离的作用，应另加无菌单保护无菌区。

3. 器械台管理和手术配合：

(1)铺器械台的无菌单应下垂台缘下 30 cm 以上，台缘下应视为污染区，不可将器械物品置于其外缘。凡垂落于台缘以下的器械或物品视为污染，不可再用或向上拉提，需再用时必须重新更换。无菌台面如被水或血液浸湿，应及时加盖无菌巾以保持无菌效果。

(2)小件物品如刀片、线卷、针盒、注射器等，应妥善保管，避免丢失。及时清理器械台上的器械及用物，以保持器械台清洁、整齐、有序，及时供应手术人员所需，保证手术顺利进行。

【实训评价】

1. 采用教师评价、小组互评与学生自评相结合。

2. 从学生实践主动性、操作技能、人文关怀与团队协作等方面进行综合评价。

3. 严格执行无菌操作原则，操作正确与熟练程度、对病人的人文关怀是本次实践评价的重点内容。

实训十

外科感染病人的护理

【实训目的】

1. 具有较好的护患沟通能力，关爱病人，减轻病人痛苦，维护健康。
2. 熟练掌握脓肿切开引流术后的护理方法。
3. 学会对外科感染病人进行护理评估，提出主要的护理诊断/问题，初步制订护理计划。

【组织形式】

案例分析、分组讨论、教师指导。

【资源准备】

案例资源：李先生，25 岁，因左小腿被锐器割伤后局部红、肿、痛、伴发热入院。自诉 5 天前左小腿不慎被锐器割伤，当时伤口有血液流出，自行简单包扎处理，3 天后感到发热、全身乏力、伤口疼痛加重。查体：T 39.6℃，P 82 次/分，R20 次/分，BP110/70 mmHg，烦躁不安。左小腿内侧有一开放性伤口，伤口周围红肿明显，有脓性渗出液。血常规检查：白细胞计数 20×10^9/L，中性粒细胞 89%，核左移。在局麻下行清创及脓液引流术。讨论：

1. 该病人当前主要的护理诊断/问题有哪些？
2. 清创及脓液引流术病人的护理观察中应注意哪些问题？
3. 根据病人当前主要的护理诊断制订护理计划。

【方法与过程】

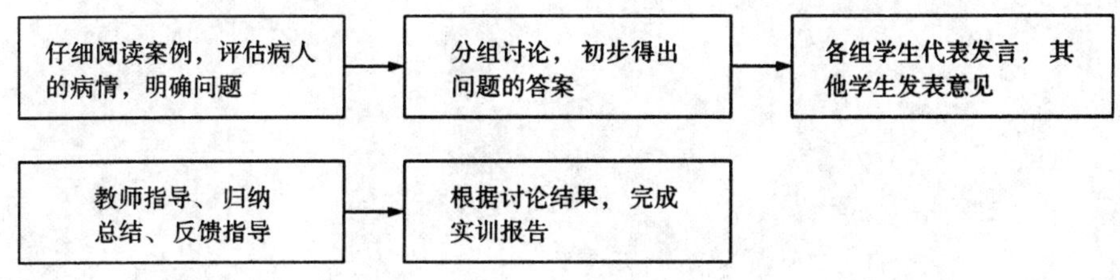

【实训报告】

1. 列出病人目前主要的护理诊断/问题有哪些。

2. 写出清创及脓液引流术后病人的护理观察内容。

3. 写出病人的护理计划。

【实训评价】

1. 采用教师评价、小组互评与学生自评相结合的方法。

2. 从学生在案例讨论中的表现以及完成实训报告的情况等方面进行综合评价。

3. 正确对外科感染病人进行护理评估并提出主要的护理诊断/问题、脓肿切开引流术后的护理方法以及团队合作精神是本次实训评价的重点内容。

实训十一

缝合、换药拆线

一、缝合法(图 11-1)

【实训目的】

1. 具有良好的职业道德，保护病人隐私，关爱病人，减轻病人痛苦，维护健康。
2. 熟练掌握缝合术的操作方法及操作中的无菌原则。

【组织形式】

医院见习、教师讲解、集中示教；学生分组实训；教师指导、归纳总结、反馈指导。

【实训前准备】

1. 操作者准备：洗手、刷手、戴无菌手套，戴帽子、口罩。
2. 病人准备：查对病人姓名、床号、性别、年龄及缝合部位准确无误。
3. 物品准备：剪力。血管钳、手术镊、缝合针和缝合线、持针钳等。
4. 环境：环境洁净、宽敞，室温适宜，光线适宜。

【过程与方法】

以单纯间断缝合为例说明缝合的基本方法。

1. 进针、出针：缝合时左手执有齿镊，提起组织边缘，右手执持针钳，用腕臂力由外旋进，顺针的弧度刺入组织，持针器从针后部顺势前推，从对侧穿出。
2. 拔针、拉线：用血管钳或持针钳夹住露出的针前端，顺针的弧度外拔，执有齿镊的左手改用中指、无名指、小指三指握有齿镊，留出的拇指和示指捏住针眼处的针和线，把线从组织拉出适当。
3. 打结：用手或持针钳或血管钳打结。

4. 剪线：缝线打结完毕后，将双线或单线尾提起略偏向手术者的左侧，助手将剪刀微张开，顺线尾向下滑动至线结的上缘，再将剪刀向上倾斜 45 度左右，然后将线剪断。

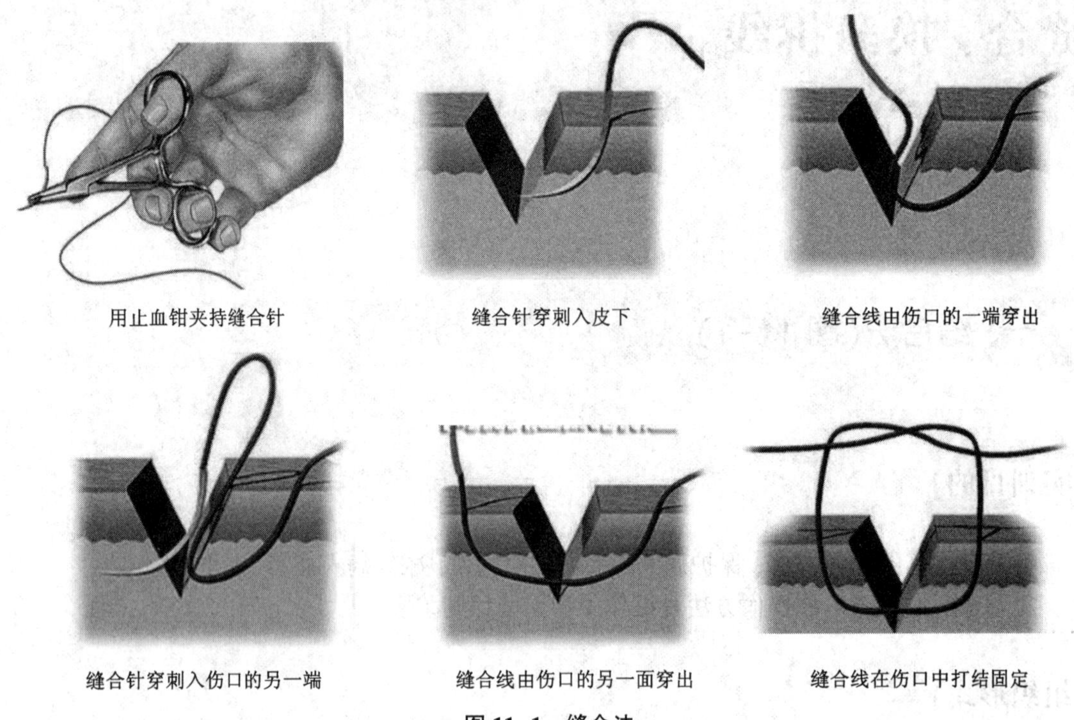
用止血钳夹持缝合针　　缝合针穿刺入皮下　　缝合线由伤口的一端穿出

缝合针穿刺入伤口的另一端　　缝合线由伤口的另一面穿出　　缝合线在伤口中打结固定

图 11-1　缝合法

【实训要求与注意事项】

1. 缝针、缝线和缝合方法的选择：根据组织器官类型选择合适的缝针、缝线和缝合方法。皮肤缝合宜选用三角针，软组织缝合一般选用圆针。缝线的拉力要大于组织的张力，粗丝线可耐受较大的张力和避免脆性组织割裂，细丝线可减少组织反应，可吸收缝线在伤口愈合后被组织吸收而不留异物。缝合前需用生理盐水将缝线浸湿。

2. 缝合顺序：按组织层次由深到浅逐层缝合、对合严密、勿留死腔，注意避免边缘内翻，以免影响组织愈合。

3. 缝合针数和针距适当：针数过多，增加切口异物；针数过少，组织对合不严密。针距应均匀一致、整齐美观。

4. 缝线的结扎松紧度适宜：结扎过紧，影响局部血液循环；结扎过松，易留间隙或死腔。

5. 打结的注意事项：打结时第 1 及第 2 结的方向必须相反；收紧线结时要求 3 点成一直线（即两手用力点与结扎点）；打第 2 结扣时，注意第 1 结扣不能松弛。

6. 剪线的注意事项：剪线必须在直视下进行，剪刀开口不要过大，以免误伤周围组织。剪断缝线所留线头的长度应适当，过长会增加伤口内异物，过短则易滑脱。一般皮肤缝线线头留 0.5~1 cm，偏于一侧，以便拆线。

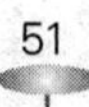

【实训评价】

1. 采用教师评价、小组互评与学生自评相结合的方法。
2. 从学生实践主动性、操作技能、人文关怀与沟通礼仪等方面进行综合评价。
3. 操作正确与熟练程度、对病人的人文关怀是本次实践评价的重点内容。

【分析与思考】

(1)要保证缝合创面或伤口的良好对合。缝合应分层进行，按组织的解剖层次进行缝合，使组织层次严密，不要卷入或缝入其他组织，不要留残腔，防止积液、积血及感染。缝合的创缘距及针间距必须均匀一致，这样看起来美观，更重要的是，受力及分担的张力一致并且缝合严密，不至于发生泄漏。

(2)注意缝合处的张力。结扎缝合线的松紧度应以切口边缘紧密相接为准，不宜过紧，换言之，切口愈合的早晚、好坏并不与紧密程度完全成正比，过紧过松均可导致愈合不良。伤口有张力时应进行减张缝合，伤口如缺损过大，可考虑行转移皮瓣修复或皮片移植。

(3)缝合线和缝合针的选择要适宜。无菌切口或污染较轻的伤口在清创和消毒清洗处理后可选用丝线，已感染或污染严重的伤口可选用可吸收缝线，血管的吻合应选择相应型号的无损伤针线。

二、换药法

【实训目的】

1. 具有的良好职业道德，保护病人隐私，关爱病人，减轻病人痛苦，维护健康。
2. 熟练掌握缝合术的操作方法及操作中的无菌原则。

【组织形式】

医院见习、教师讲解、集中示教；学生分组实训；教师指导、归纳总结、反馈指导。

【实训前准备】

1. 操作者准备：按无菌原则穿工作服、戴口罩和帽子、修剪指甲、洗手，若为特殊感染的伤口换药，应穿隔离衣、戴手套，并严格执行消毒隔离制度。

2. 病人准备：向病人说明换药的目的，对于小儿，与患儿家长做好沟通，以取得配合；评估伤口的部位、类型、深度及创面情况，准备合适的换药物品。

3. 物品准备：换药车、无菌换药包(治疗碗 2 个、镊子 2 把)、敷料、胶布(绷带)、棉球、治疗巾、弯盘、无菌手套、垃圾桶等。

4. 药品准备：药物(据伤口具体情况而定)准备生理盐水、3%~5%高渗盐水、75%乙醇、2.5%碘酊、0.5%碘伏、3%过氧化氢、0.01%苯扎溴铵溶液、0.02%高锰酸钾、0.02%呋喃西林、10%硝酸银、1%醋酸、1%~2%苯氧乙醇等。

5. 环境准备：首选换药室。若床旁换药，须病室清洁、空气清新、光线明亮，适当遮挡。

【过程与方法】

1. 核对，解释：核对病人姓名、科室、床号、年龄、住院号、疾病名称等信息；向病人解释换药目的，以取得合作。

2. 检查：换药的物品是否齐备。

3. 安置体位：根据伤口的不同部位，协助病人取适当卧位，充分暴露换药部位，注意遮挡，并注意保暖，避免受凉。铺垫巾于伤口下，并将弯盘放至伤口旁。

4. 检查并按要求打开换药包，用无菌持物钳夹取适量药物棉球及无菌敷料至换药碗内。

5. 打开伤口敷料：解开胸带、腹带或绷带，用手揭除胶布及外层敷料，用镊子取下内层敷料(方向与伤口纵轴平行)(图 11-2)，若敷料与伤口粘连，用盐水棉球湿润后再轻轻揭开，切忌强硬撕去，以免损伤肉芽组织、导致创面出血、疼痛，用过的敷料放入弯盘内。

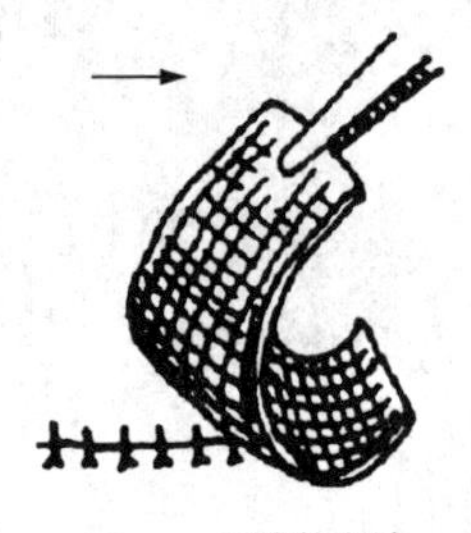

正确的方法

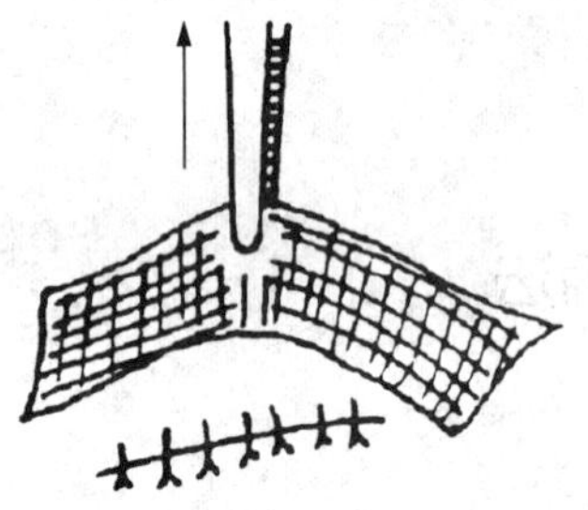

错误的方法

图 11-2　揭除伤口内层敷料

6. 评估伤口，消毒创面(图 11-3)：用两把镊子操作，一把镊子接触伤口，另一把镊子用于夹持无菌物品(图 11-4)，传递棉球、敷料等，不可混用。清洁伤口用75%乙醇棉球以画同心圆的方式由创缘开始向外消毒皮肤，消毒的范围一般应达伤口外周围皮肤 10 cm 以上(大于敷料覆盖的范围)。

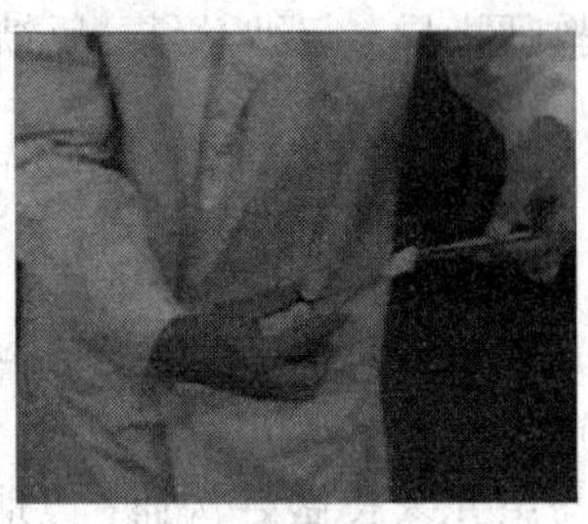

双手持镊

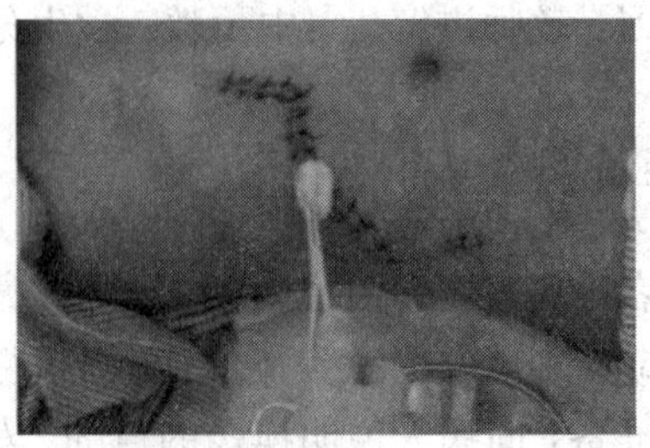

消毒伤口

图 11-3　消毒伤口

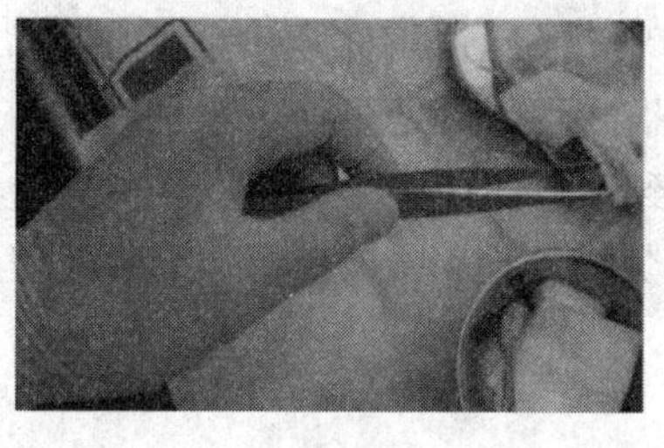

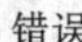
错误

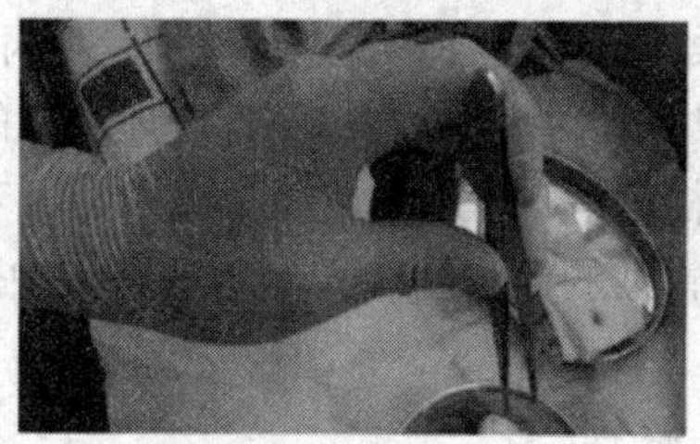

正确

图 11-4　器械夹持方法

感染伤口用 2.5%碘酊、75%乙醇或 0.5%碘伏自伤口周围 10 cm 处向创缘消毒，直至伤口周围皮肤清洁为止。要防止碘酊、乙醇、碘伏流入伤口内损伤组织和引起疼痛。

7. 创面处理：应视具体情况采取相应措施。

(1)清洁伤口创面处理：可用生理盐水棉球清洁后覆盖无菌敷料，再用胶布或绷带包扎固定。

(2)感染伤口创面处理：可用生理盐水棉球清除分泌物，脓液少的创面，可用 0.2%呋喃西林、0.2% 雷佛奴尔洗敷；脓液多或有恶臭的伤口，如为厌氧菌感染可予 3%过氧化氢溶液冲洗，铜绿假单胞菌感染可用 1%醋酸或 1%~2%苯氧乙醇溶液冲洗。必要时选择合适引流物，并保持引流通畅。通常浅部小脓腔可选用橡皮片或纱条引流；深部脓腔可使用乳胶管等引流。

(3)伤口内线头、异物和坏死组织处理：如发现，应及时清除。

(4)肉芽组织处理：健康的肉芽组织表现为组织鲜红、表面光滑、分泌物少、触之易出血，无水肿，用生理盐水清除分泌物后以凡士林纱布覆盖创面；水肿性肉芽组织表现为肉芽水肿、组织色泽淡红或苍白、分泌物多、触之不易出血，可用 3%~5%高渗盐水纱布湿敷；高出周围皮肤的肉芽组织，可用剪刀剪平，或用 10%~20%硝酸银腐蚀后，再用生理盐水棉球清洁后以凡士林纱布覆盖。

8. 覆盖敷料(图 11-5)：伤口处理完毕用无菌敷料覆盖，并用胶布固定，其覆盖的大小应达到伤口周围 3 cm 左右。

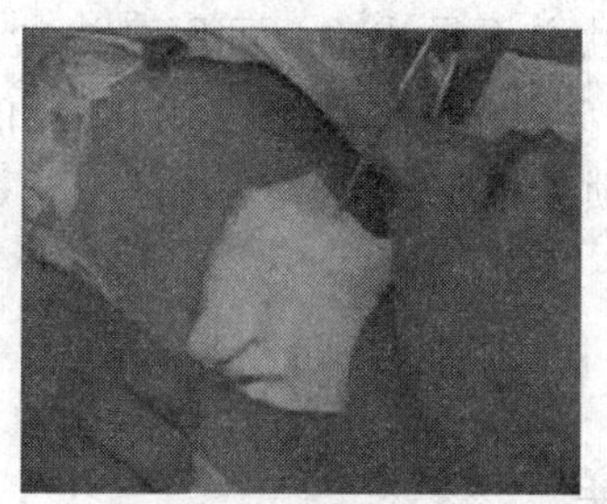

图 11-5　覆盖敷料

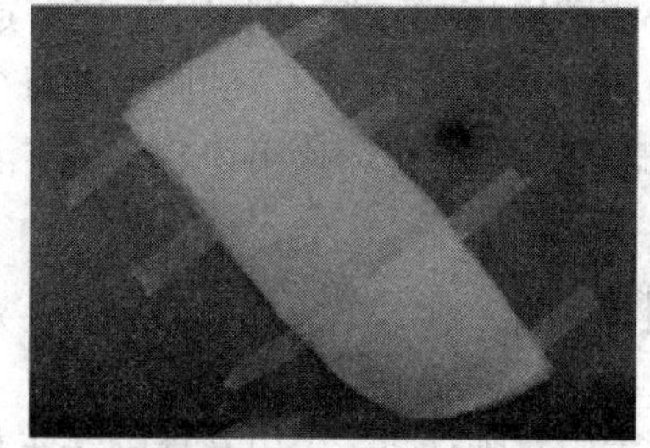

图 11-6　敷料固定

9. 敷料固定(图 11-6)：胶布粘贴的方向应与肢体的长轴方向垂直。必要时再用绷带、胸带或腹带包扎固定。

10. 操作后处理：①解释及整理：对病人进行健康教育，讲解注意事项；协助病人整理衣物及床单位。②用物处理：妥善处理污染的敷料、器械。伤口处更换下来的纱布、绷带及消毒用过的棉球等，须用钳或镊子夹取放于弯盘内，倒入污物桶集中处理，器械需重新消毒灭菌。特殊感染的敷料应装入专用塑料袋中采取定点焚烧处理，器械作特殊灭菌处理。

【实训要求】

1. 严格遵守无菌操作原则。避免医源性感染或交叉感染。
2. 操作熟练，流程合理，动作轻柔，保证安全。
3. 操作全过程注意沟通，体现人性化服务。

【实训注意事项】

1. 换药前：应了解当日所有需换药的病人，根据伤口情况安排换药顺序，先清洁伤口、再污染伤口、后感染伤口。

2. 换药操作中注意事项

(1) 换药碗内放置药物棉球和敷料时应注意分隔，以防互相渗透。

(2) 从伤口揭下的敷料放置时，朝向伤口的一面向上。

(3) 严格执行“双手执镊操作法”，即换药碗内的两把镊子，一把用于接触伤口，另一把用于从换药碗里夹取无菌物品，递给接触伤口的镊子，传递物品时两镊不可接触，操作中两摄不可互换。

(4) 处理肉芽创面时，采用蘸拭的方法，不可用力擦拭。

(5) 固定敷料的胶布在粘贴时，应尽量与伤口或肢体的长轴相垂直。

3. 伤口的评价及用药

(1) 缝合伤口，若针眼稍发红，为缝线反应，酒精纱布湿敷即可；针眼处脓疱，用干棉球拭去脓液后涂碘伏或碘酒；若伤口红、肿、热、痛，有波动感，则应拆线引流。

(2) 浅表肉芽创面：①健康肉芽鲜红，呈致密细小颗粒，触之易出血，只需用盐水棉球拭去分泌物后，外敷等渗盐水纱布或凡士林纱布。②生长过度的肉芽高出创面，应将其剪平或以 10%硝酸银烧灼。③水肿肉芽苍白或淡红，肿胀，触之不易出血，可用高渗盐水湿敷。④感染的肉芽创面色深红，肿胀，表面有分泌物或脓苔，若脓液稀薄量多，用 0.1%依沙吖啶湿敷，若脓液稠厚且坏死组织较多，应清洁创面后用优锁纱布湿敷。

【实训评价】

1. 采用教师评价、小组互评与学生自评相结合的方法。
2. 从学生实践主动性、操作技能、人文关怀与沟通礼仪等方面进行综合评价。
3. 操作正确与熟练程度、对病人的人文关怀是本次实践评价的重点内容。

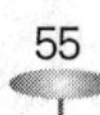

三、拆线法

【实训目的】

1. 具有良好的职业道德，保护病人隐私，关爱病人，减轻病人痛苦，维护健康。
2. 熟练掌握拆线法的操作方法及操作中的无菌原则。

【组织形式】

医院见习、教师讲解、集中示教；学生分组实训；教师指导、归纳总结、反馈指导。

【实训前准备】

1. 操作者准备：洗手，戴好帽子和口罩。
2. 环境准备：首选换药室。若床旁换药，须病室清洁、空气清新、光线明亮，适当遮挡。
3. 物品准备：无菌换药包，包含弯盘、治疗碗各一个，镊子 2 把，拆线剪 1 把，无菌棉球和敷料若干，胶布，75%乙醇、2.5%碘酒或 0.5%碘伏。

【过程与方法】

1. 核对解释：核对病人信息，向病人解释拆线的目的，取得病人的配合。
2. 安置体位：协助病人取舒适的卧位，以便于充分暴露伤口。
3. 消毒皮肤：揭去包扎伤口处的敷料（同伤口换药），以 2.5%碘酊、75%乙醇或 0.5%碘伏自内向外消毒伤口处皮肤，并观察伤口情况，检查伤口是否已愈合，确定后再拆线。
4. 切口拆线（图 11-7）：一手用摄子轻轻提起线头，使皮内缝线露出少许，另一手持线剪贴近皮肤针眼处剪断缝线，向线结方向轻快拉出（图 11-8），这样可以避免拉开切口、病人不适和皮下污染。

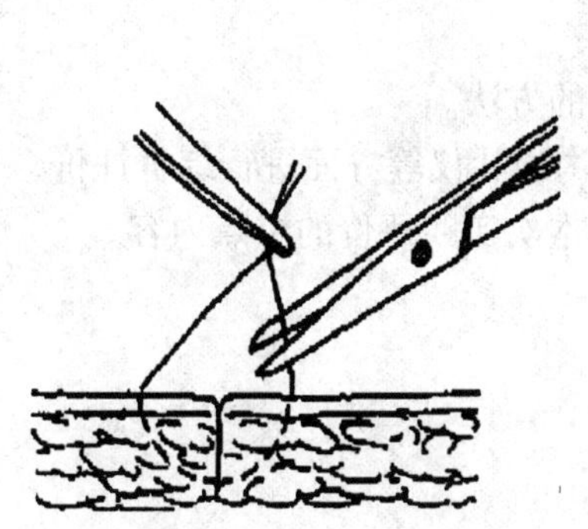
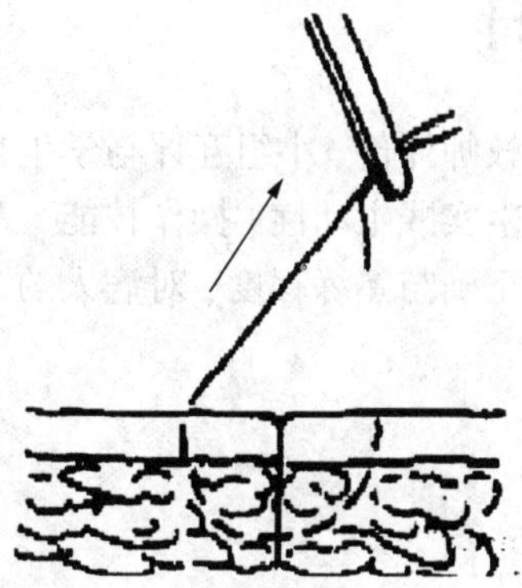

图 11-7　拆线法

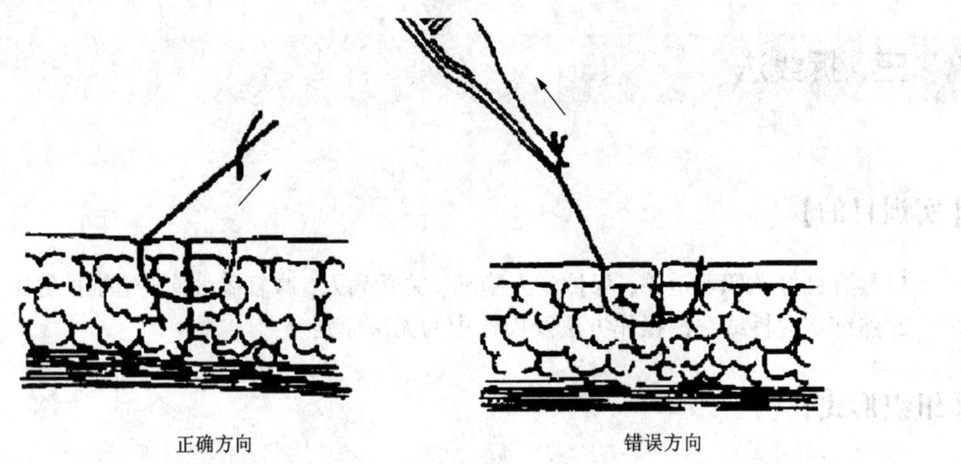

图 11-8　缝线拉出方向

5. 消毒后纱布覆盖：拆线完毕，再次以 2.5%碘酊、75%乙醇或 0.5%碘伏消毒切口处皮肤，然后覆盖无菌纱布，以胶布固定。

【实训要求与注意事项】

1. 严格遵守无菌技术操作原则：皮肤外面的缝线不可进入组织内，以免引起皮下组织感染。

2. 减少不适：拆线动作规范，手法轻巧，尽量减少病人的不适。

3. 拆线时间：伤口部位不同，其拆线时间不同。一般头、面、颈部术后 4~5 日拆线；下腹部、会阴部术后 6~7 日拆线；胸部、上腹部、背部、臀部术后 7~9 日拆线；四肢术后 10~12 日拆线，近关节处拆线时间可适当延长；减张缝线一般需要 14 日方可拆除。

5. 需提前拆除缝线的情况：伤口缝线炎性反应明显或伤口有红肿、发热、疼痛剧烈者。

6. 应延迟拆线的情况：伴有严重贫血、消瘦、营养不良或恶病质者；严重脱水或水、电解质紊乱尚未纠正者；婴幼儿及老年病人；咳嗽尚未控制的胸、腹部伤口。

【实训评价】

1. 采用教师评价、小组互评与学生自评相结合的方法。

2. 从学生实践主动性、操作技能、人文关怀与沟通礼仪等方面进行综合评价。

3. 操作正确与熟练程度、对病人的人文关怀是本次实践评价的重点内容。

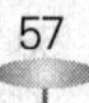

表 11-1　外科护理学实践技能训练与考核标准

手术基本技术操作(时间要求: 20 min 以内)

项目	训练标准	应得分	评分标准
准备质量(10 分)	1. 仪态端庄, 口罩、帽子、工作衣穿戴整齐	4	未做全扣
	2. 物品准备齐全	3	缺物品全扣
	3. 物品放置有序	3	酌情扣分
操作质量(75 分)	1. 单纯缝合(20 分)		
	(1)缝合边缘对合整齐	5	未对齐扣 5 分
	(2)缝合针距和边距均匀合理	7	一处不整扣 4 分
	(3)缝扎松紧适度, 切口边缘微微隆起	8	一处松动扣 5 分
	2. 打结(20 分)		
	(1)打结收紧时要三点一线, 不可上提成角	5	方法错误全扣
	(2)第一结拉线方向正确, 无断线	5	方向错误扣 5 分, 断线一次扣 3 分
	(3)第二结与第一结方向相反, 线结无松动, 无滑结	5	方向错误或出现滑结、假结全扣
	(4)打结动作规范、迅速	5	动作不规范扣 2 分
	3. 剪线(15 分)		
	(1)提起需剪线的线头, 两线松紧一致	2	松紧不一致扣 1 分
	(2)直视下以稍张开的剪刀前端刀刃沿着拉紧的缝线滑至结扣处	5	操作不正确扣 3 分
	(3)将剪刀向上倾斜一定角度后剪断缝线	4	操作不正确扣 3 分
	(4)残留线头长短合理(口述一般不同线头的长度)	4	线头过长或过短一处扣 3 分
	4. 拆线(20 分)		
	(1)核对病人, 解释, 安置适当体位	4	未做全扣, 少一项扣 2 分
	(2)消毒(碘伏涂擦 2 遍或碘酊涂擦 1 遍、乙醇脱碘 2 遍)	3	未做或方法错误扣 3 分
	(3)用手术镊提起线结, 用线剪紧贴皮肤剪断缝线后, 向剪线侧拉出缝线(注意方向)	6	剪线方法错误全扣, 拉线方向错误扣 3 分
	(4)乙醇再次消毒皮肤, 无菌敷料覆盖, 胶布固定	2	未做或方法错误扣 2 分
	(5)整理物品	1	未做扣 1 分
	(6)记录伤口等级和愈合情况(口述伤口等级和愈合情况的方法)	4	未做记录扣 4 分, 记录不全扣 2 分
全程质量(15 分)	1. 方法正确, 动作熟练	5	酌情扣分
	2. 缝合整齐, 松紧适度, 无线头残留	4	酌情扣分
	3. 操作时间符合要求	3	每超过 30 秒扣 1 分
	4. 无菌观念强	3	酌情扣分

表 11-2　换药法时间要求：20 min 以内

项目	训练标准	应得分	评分标准
准备质量（10分）	1. 着装整齐(帽子、口罩)，清洁洗手	4	未做全扣，缺一项扣2分
	2. 准备物品齐备	3	缺一件扣2分，两件以上扣3分 酌情给分
	3. 物品放置有序	3	
操作质量（75分）	1. 核对解释		
	(1)核对病人床号、姓名、年龄、性别、换药部位	6	缺一项扣2分
	(2)讲解换药的意义及方法	2	未做扣2分
	(3)了解病人需求，取得配合	2	未做扣2分
	2. 暴露伤口		
	(1)安置适宜体位及肢体位置	3	未做全扣
	(2)充分暴露伤口	4	影响换药操作全扣
	(3)注意酌情遮挡与保暖	3	未做全扣
	3. 揭去敷料		
	(1)用手揭去外层敷料与胶布放入弯盘	5	外层敷料随意丢弃全扣
	(2)用手术镊揭除内层纱布	5	不用手术镊或不顺伤口方向各扣2.5分
	(3)观察伤口及分泌物情况	5	
	4. 清理伤口		未做全扣
	(1)乙醇棉球由内向外环形消毒2遍	7	未做全扣，少一遍扣3分
	(2)等渗氯化钠溶液清洗伤口	5	未做全扣，方法错误扣3分
	(3)双手持镊操作，左右镊子分工明确(口述左右镊子的作用)	8	两镊相碰一次扣5分，扣完为止
	5. 覆盖敷料		酌情给分
	(1)选择适当的药液纱条覆盖或填塞	4	酌情给分
	(2)外用无菌纱布敷料覆盖	3	方向错误全扣
	(3)胶布固定	3	
	6. 整理		少一项扣2分
	(1)撤除用品，安置舒适体位，整理病人衣被	4	少一项扣2分
	(2)清理用物用品，冲洗用具并浸泡消毒	3	未做全扣，少一项扣2分
	(3)洗手，记录	3	

实训十二

肿瘤病人的护理

【实训目的】

1. 具有良好的职业道德，重视护理伦理，保护病人隐私，珍视生命，关爱病人，减轻病人痛苦，维护健康。

2. 学会对肿瘤病人进行护理评估，提出主要的护理诊断，初步拟定护理计划。

3. 熟练掌握肿瘤病人的护理要点。

【组织形式】

案例分析、分组讨论、教师指导。

【资源准备】

案例资源：王先生，51 岁，因肺癌进行化疗，在治疗期间出现恶心、呕吐、腹痛、腹泻、食欲不振、消瘦、脱发、情绪低落，血常规示：白细胞 2.5×10^9/L。讨论：

1. 该病人当前主要的护理诊断有哪些？

2. 根据病人当前主要的护理诊断拟定护理计划。

3. 如何对病人进行健康指导？

【方法与过程】

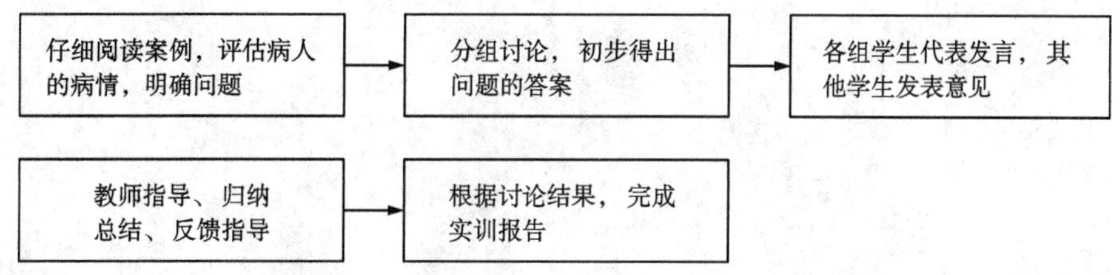

【实训报告】

1. 列出病人目前主要的护理诊断。
2. 制订出病人的护理计划。
3. 写出对病人进行健康指导的内容。

【实训评价】

1. 采用教师评价、小组互评与学生自评相结合的方法。
2. 从学生在案例讨论中的表现以及完成实训报告的情况等方面进行综合评价。
3. 正确对肿瘤病人进行护理评估并提出主要的护理诊断、肿瘤病人的护理技能以及团队合作精神是本次实训评价的重点内容。

实训十三

颅脑损伤病人的护理

【实训目的】

1. 具有良好的人文精神和医护团队合作能力，珍视生命，关爱病人，维护健康。
2. 熟练掌握降低颅内压的主要护理措施、脑脊液漏的护理方法及病情观察的主要内容。
3. 学会对脑损伤病人进行护理评估，提出主要的护理诊断/问题，初步拟定护理计划。

【组织形式】

教师讲解案例、集中指导；学生分组实践；教师归纳总结、反馈指导。

【资源准备】

案例资源：王女士，35岁，因车祸致头部外伤，当即昏迷，30分钟后清醒。随之出现躁动，多次呕吐，此后又逐渐昏迷，急诊入院。护理查体：T 36℃，P 58次/分，R 13次/分，BP 140/85 mmHg，神志浅昏迷状态，右侧瞳孔散大，对光反应消失。CT检查，提示颅盖骨折，骨折线通过脑膜中动脉沟，右侧硬脑膜外血肿。讨论：

1. 该病人目前主要的护理诊断/问题有哪些？
2. 如何对该病人进行急救处理？
3. 根据病人目前的病情，如何拟定护理计划？

【方法与过程】

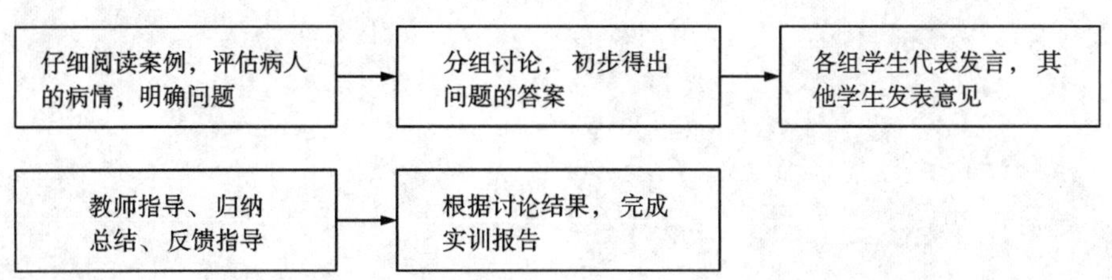

【实训报告】

1. 写出对病人进行护理评估的要点及主要的护理诊断/问题。
2. 列出病人目前的急救措施。
3. 制订出病人的护理计划。

【实训评价】

1. 开展学生互评、自我评价和教师评价，激发学生的学习主动性，了解知识掌握的完整性和实际应用能力。

2. 案例讨论中的表现、小组学习成果展示以及完成实训报告等情况进行综合评价。

3. 正确对颅脑损伤病人进行护理评估、提出主要的护理诊断/问题、实施降低颅内压及脑脊液漏的护理以及团队合作是本次实训评价的重点内容。

实训十四

甲状腺功能亢进外科治疗病人的护理

【实训目的】

1. 具有良好的心理素质和护患交流能力，尊重病人人格，保护病人隐私，减轻病人痛苦，维护健康。

2. 学会对甲亢病人进行术前护理评估、术后并发症的观察和护理，提出主要的护理诊断，并拟定护理措施。

【组织形式】

教师讲解案例、集中指导；学生分组讨论；教师归纳总结、反馈指导。

【资源准备】

案例资源：李女士，32 岁。甲状腺肿大 3 年，近半年来性情急躁，心悸，怕热、多汗，食欲亢进，明显消瘦，伴有突眼。体检：P 116 次/分，BP 130/80 mmHg，甲状腺弥漫性肿大，质地柔软，随吞咽上下移动，可闻及血管杂音，双手震颤。诊断为原发性甲亢，拟行甲状腺大部切除术。讨论：

1. 该病人目前主要的护理诊断/问题有哪些？
2. 如何根据基础代谢率评估甲亢程度？
3. 术前药物准备的护理措施有哪些？
4. 如何为该病人制订术后的护理计划。

【方法与过程】

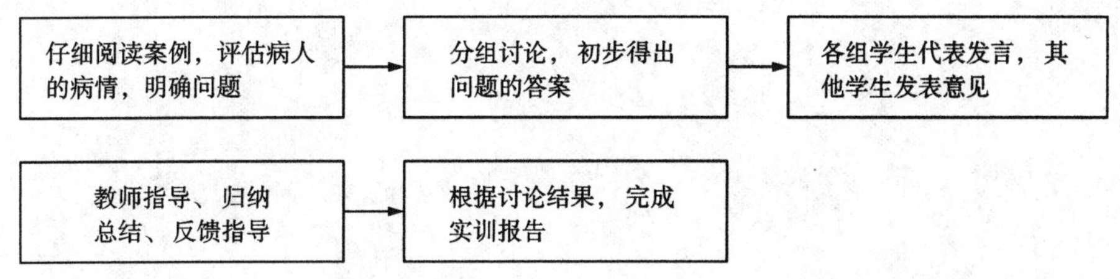

【实训报告】

1. 列出病人目前主要的护理诊断。
2. 写出该病人的甲亢程度。
3. 列出该病人术前药物准备的护理措施、制订术后的护理计划。

【实训评价】

1. 采用教师评价、小组互评与学生自评相结合。
2. 案例讨论中的表现、小组学习成果展示以及完成实训报告等情况进行综合评价。
3. 正确对甲亢病人进行护理评估、提出主要的护理诊断、术前用药、术后并发症的护理以及团队合作是本次实训评价的重点内容。

实训十五

乳房自我检查

【实训目的】

1. 具有良好的职业道德和较好的护患交流能力，尊重病人人格，保护病人隐私，关爱病人，维护健康。

2. 学会并能指导病人正确进行乳房自我检查。

【组织形式】

教师讲解、集中示教；学生分组实训；教师指导、归纳总结。

【实训前准备】

1. 护士准备：向病人说明乳房自我检查的目的；告诉病人乳房自我检查过程中的操作要点及注意事项。

2. 病人准备：两侧乳房充分显露。

3. 物品准备：穿衣镜、椅子、床等。

4. 环境准备：光线明亮、温暖舒适、安静安全，必要时准备屏风或床帘以适当遮挡。

【过程与方法】

20 岁以上的妇女应每月进行 1 次乳房自我检查(图 15-1)。乳腺癌术后病人也应每月自查 1 次，以便早期发现复发征象。

1. 视诊：立位前提下，分别取三种体位(两臂下垂；双臂高举过头；双手叉腰且两肘努力向后)进行观察。观察项目：两侧乳房的形状、大小和位置是否对称；有无局限性隆起或凹陷，乳房浅表静脉是否扩张；有无皮肤橘皮样改变；有无乳头回缩或抬高等。

2. 触诊：乳房较小者平卧，乳房较大者侧卧，肩下垫软薄枕或将手臂置于头下进行触诊。实施检查者一侧手指并拢，用手指掌面轻柔平按，扪触被检乳房进行环形触摸，要有一定的压力。从乳房外上象限开始检查，依次为外上、外下、内下、内上象限，然后检查乳头、乳晕，最后检查腋窝，注意有无肿块，乳头有无溢液。也可从乳房外周开始，以圆圈状触诊方式，向内部移动，直至触到乳头处。若发现肿块和乳头溢液，及时到医院作进一步检查。

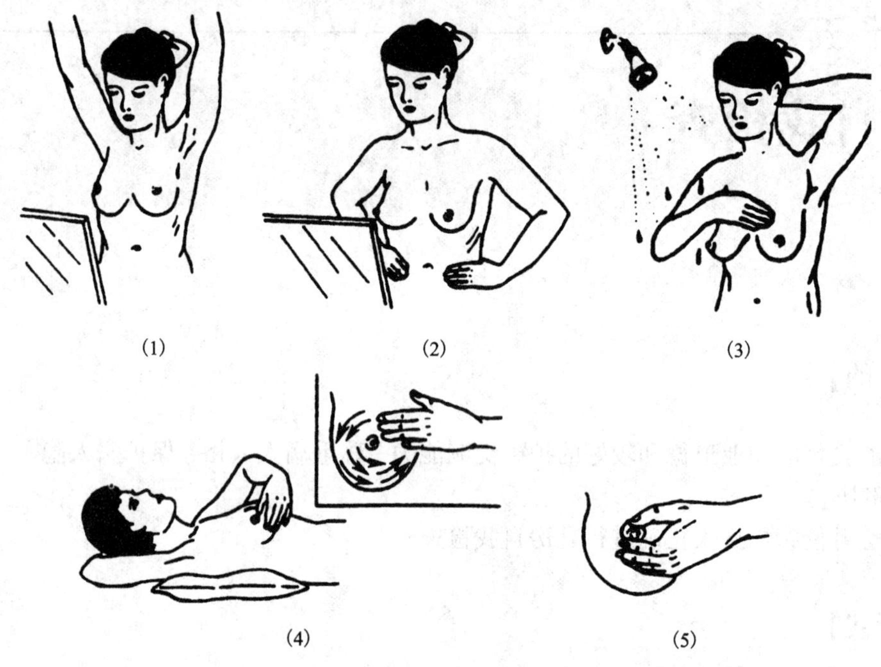

图 15-1 乳房自查法

3. 异常情况

（1）乳房肿块：发现乳房肿块后，应注意肿块位置、大小、硬度、表面是否光滑、边界是否清楚以及活动度。良性肿瘤的边界清楚，表面光滑，活动度大。恶性肿瘤的边界不清，质地硬，表面不光滑，活动度小。

（2）乳头溢液：非哺乳期内，用拇指和示指轻挤乳头或双手合拢，环握乳房，用掌根适当用力挤压，检查乳头有无液体溢出以及液体的性质。

（3）腋窝淋巴结：双手交叉，扪查两侧腋窝有无肿大的淋巴结。

4. 操作后处置：整理衣物，用物归位，记录检查结果。

【实训要求与注意事项】

1. 总体要求：操作规范，动作轻柔。操作过程注意尊重护理对象人格，保护其隐私。

2. 注意事项

（1）检查时间：建议选择月经来潮后 7~10 日进行，以免经前乳腺增生影响检查效果，月经不规则者和已绝经的女性每月应固定一个时间进行检查。

（2）采用手指掌面而不是指尖作触诊，勿用手指抓捏乳房组织，否则会将捏到的腺组织误认为肿块，同时切忌重按乳房。

（3）高危人群指导：乳腺癌病人的姐妹和女儿等属于乳腺癌的高危人群，更应重视乳房自我检查。除了乳房自我检查外，40 岁以上女性或乳腺癌术后病人每年还应行钼靶 X 线检查。

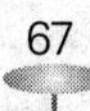

【实训评价】

教师评价、小组互评与学生自评相结合。实训过程中是否有护患沟通，实训操作是否规范，是否能正确指导病人进行乳房肿块自我检查。

实训十六

乳腺癌病人术后功能锻炼

【实训目的】

1. 具有良好的职业道德、法律意识和较好的护患交流能力，尊重病人人格，保护病人隐私，珍视生命，关爱病人，维护健康。

2. 学会并能指导乳腺癌病人术后正确进行患肢功能锻炼。

【组织形式】

教师讲解、集中示教；学生分组实训；教师指导、归纳总结。

【实训前准备】

1. 操作者准备：向病人说明术后患肢功能锻炼的意义和重要性，并讲解术后功能锻炼的时机、阶段及注意事项。

2. 病人准备：提高对术后功能锻炼的认知和心理接受程度，取得合作。

3. 用物准备：墙壁刻度标志、运动辅助设施（因地制宜）等。

4. 环境准备：温暖舒适、安静安全。

【过程与方法】

术后功能锻炼：

1. 第一阶段：卧床期间的功能锻炼。

期限：术后 1~3 天为患者卧床期。

意义：为下一阶段的患肢功能锻炼奠定基础。

方法（图 16-1）：主要进行手部、腕部的活动锻炼：伸指、握拳和屈腕活动，4~5 遍/次，3~4 次/天。

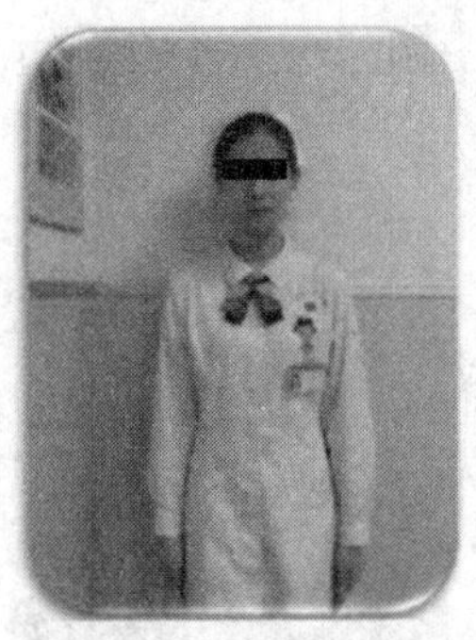
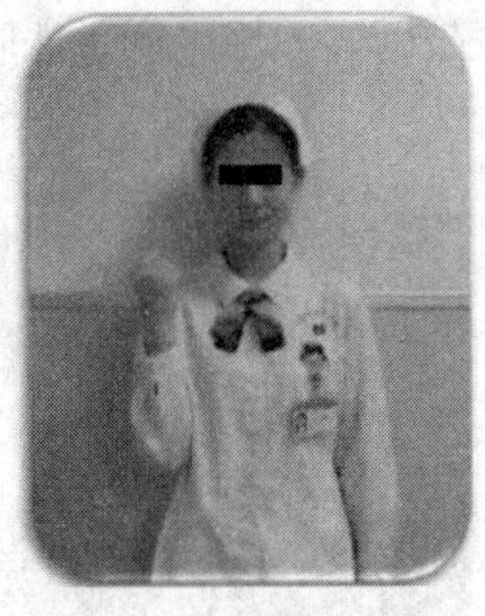
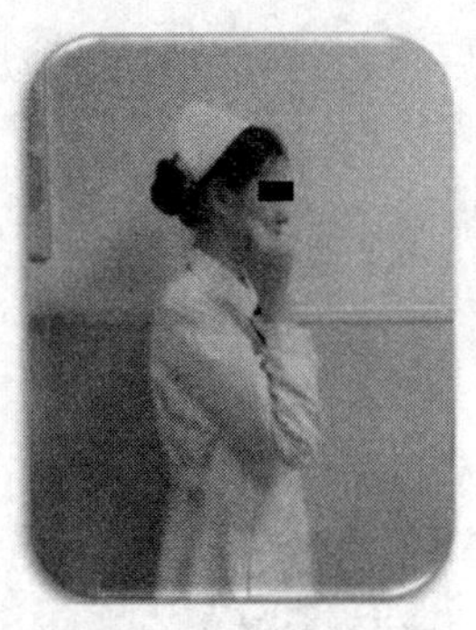

图 16-1　术后 1~3 天伸指、握拳、屈腕动作

2. 第二阶段：下床活动期的功能锻炼

期限：从拔除引流管后，病人开始下床活动至出院，为下床活动期。

意义：患肢功能锻炼最重要的环节，对患肢功能的恢复有至关重要的作用。

方法：主要锻炼患侧肩关节。

(1)术后 3~4 天可坐起，开始进行曲肘活动，3 遍/次，3~4 次/天(图 16-2)。

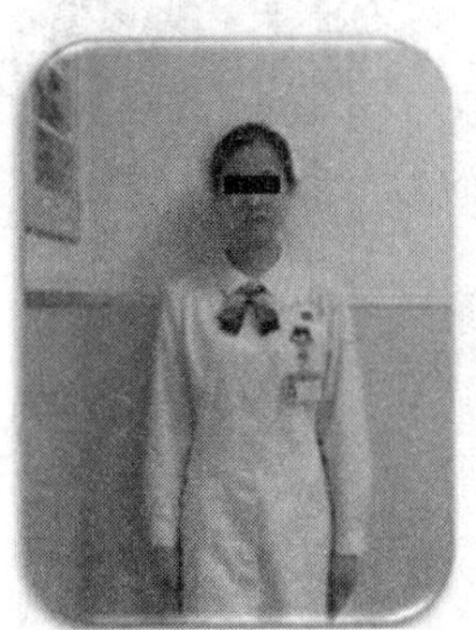
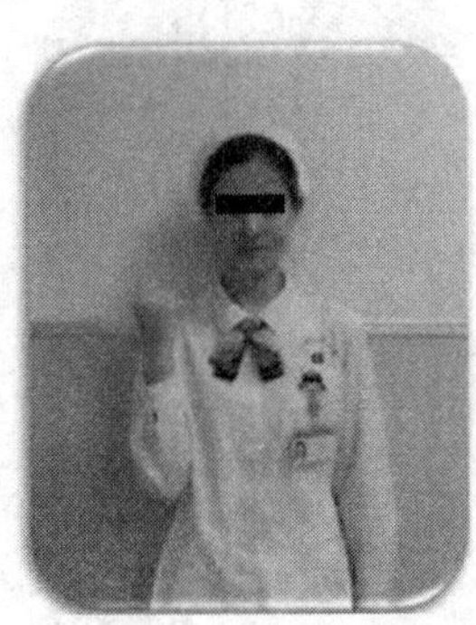
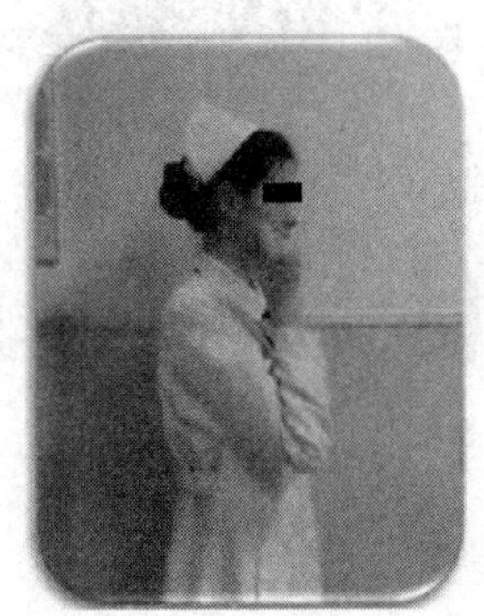

图 16-2　曲肘运动

(2)术后第 5~6 天解除固定患肢的胸带后，可做以患侧手掌扪对侧肩部及同侧耳部的练习(图 16-3)。

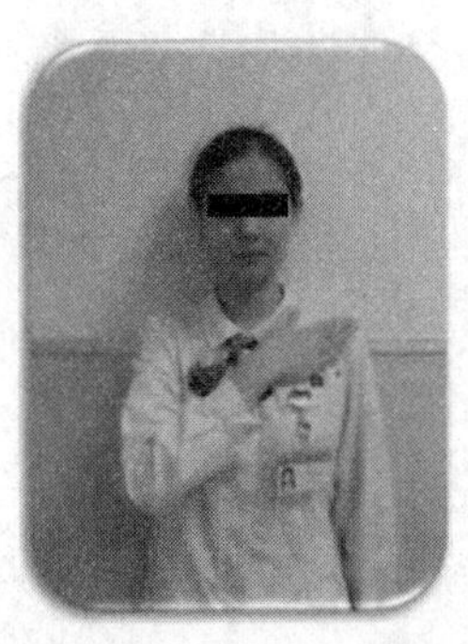
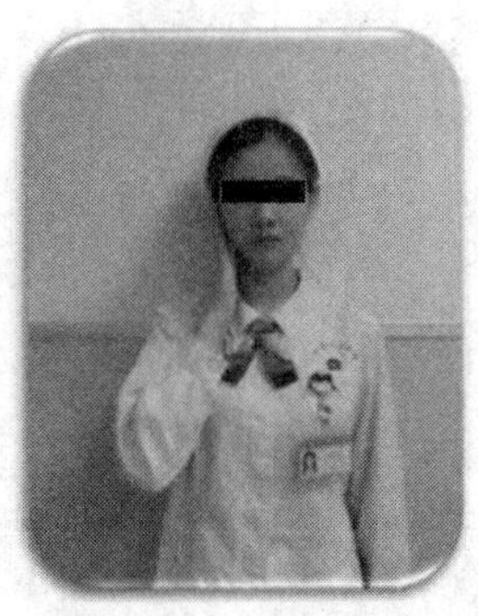
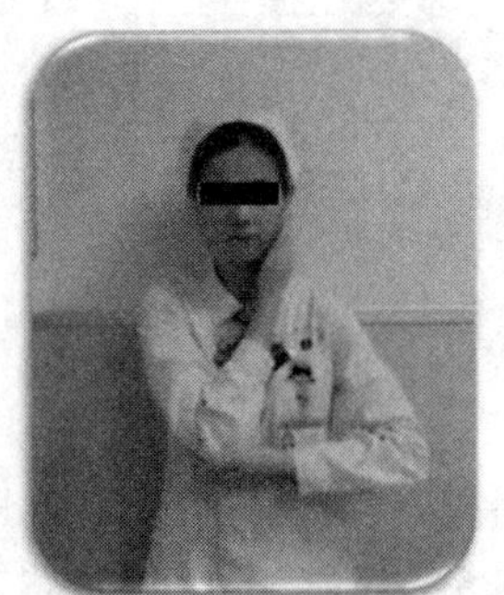

图 16-3　摸对侧肩、同侧耳廓、对侧耳廓

(3)术后第 7 天可做肩部活动，鼓励病人用患侧手洗脸、刷牙和进食等(图 16-4)。

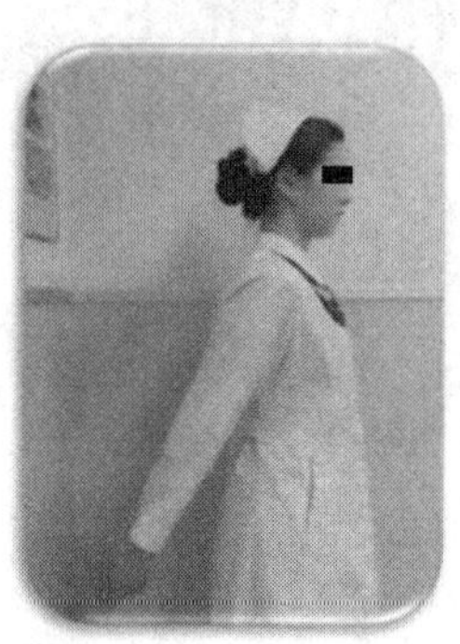
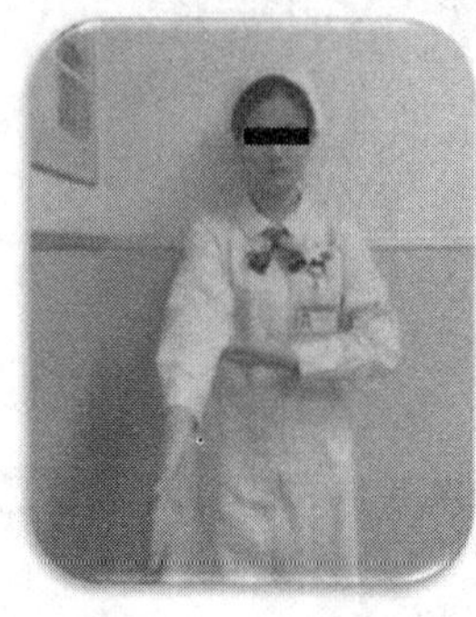
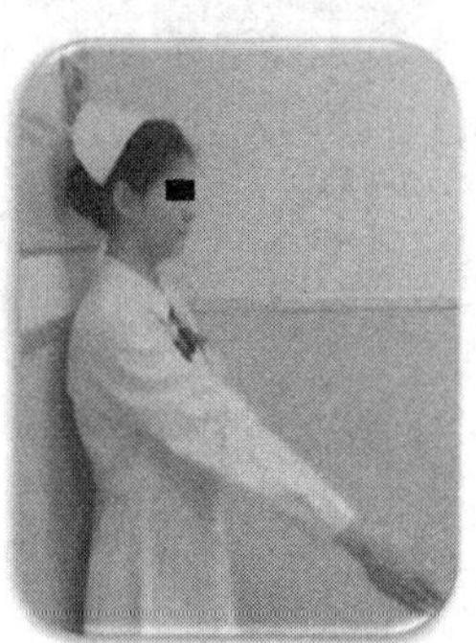

图 16-4　摆臂运动

(4)术后 9~10 天拆除切口缝线，可锻炼抬高患肢，将患侧肘关节屈曲抬高，从肩部开始沿墙向上爬，逐步提高患侧上肢摸高点(图 16-5)。

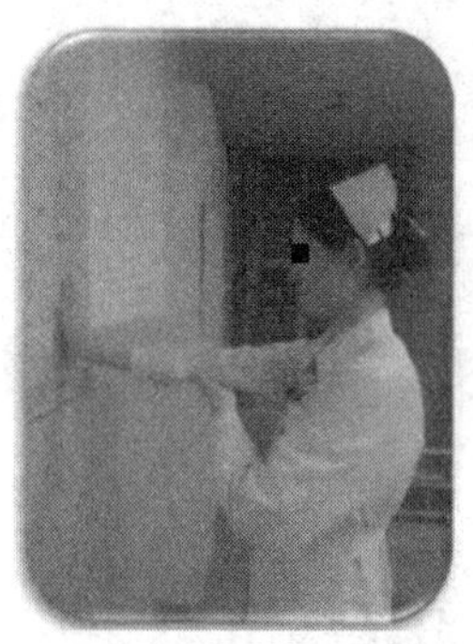
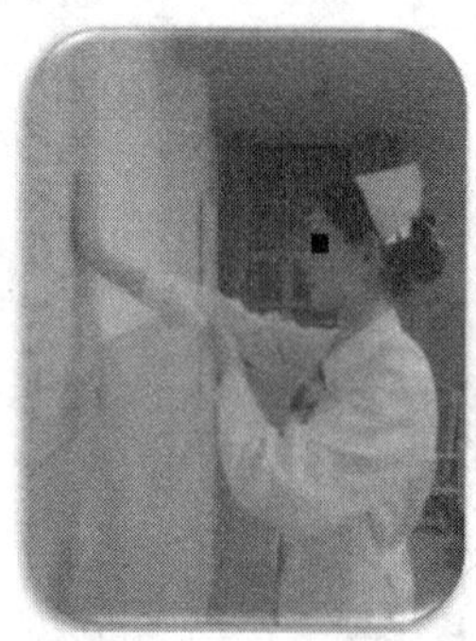
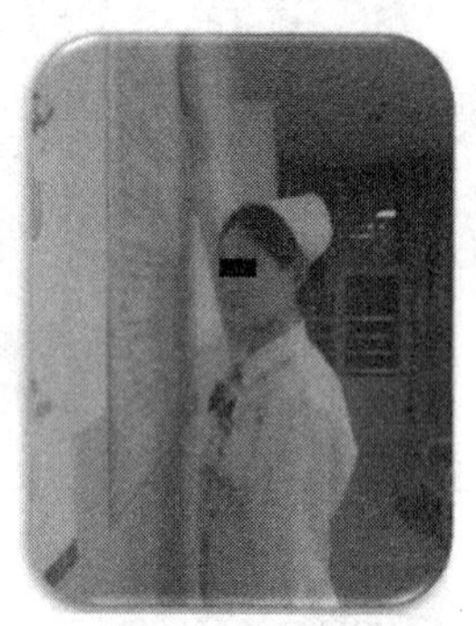

图 16-5　爬墙运动

(5)术后 14 天，练习将患侧手掌置于颈后，开始时头低位，逐渐达抬头挺胸位，进而能以患侧手掌越过头顶并触摸到对侧耳部为止(图 16-6)。为了扩大肩关节的活动范围，此时继续进行手指爬墙运动(逐渐递增幅度)、转绳运动及拉绳运动。

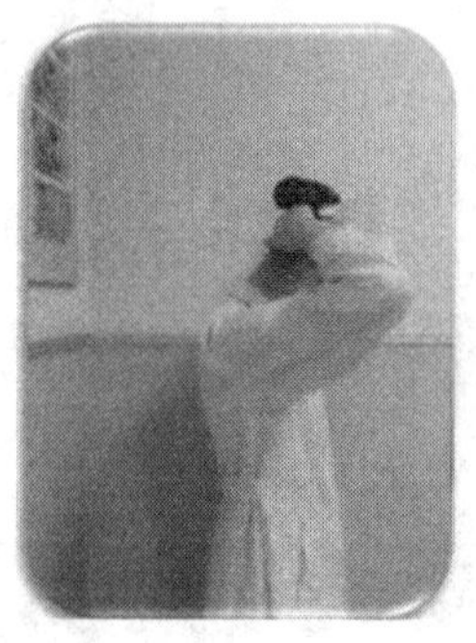
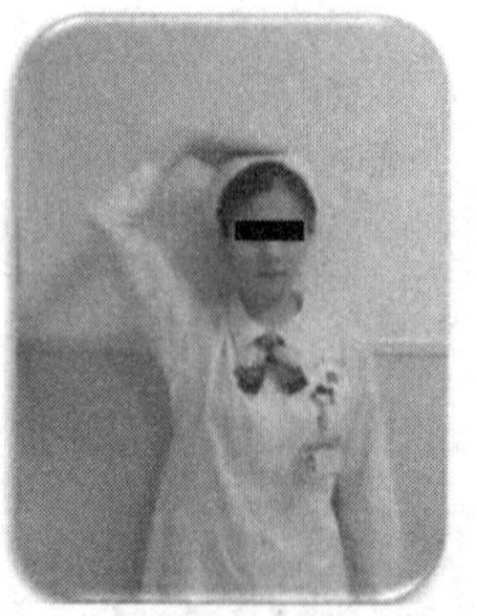
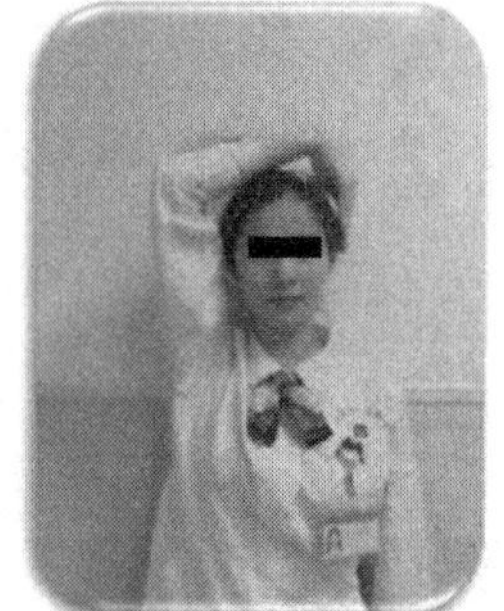

图 16-6　触摸对侧耳朵

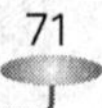

3. 第三阶段：出院后患肢功能锻炼。

意义：使患侧上肢及肩关节的功能逐渐恢复正常。

方法：可重复做以上的各项练习，努力自行完成日常的生活活动，如刷牙、洗脸、梳头、吃饭、扫地、提轻物等。要求在术后1~2个月能完全恢复肩部运动，基本达到抬举自如的程度。

4. 实训后处置：整理衣物，用物归位。

【实训要求与注意事项】

1. 总体要求：患肢功能锻炼应注意按照不同阶段做适应性活动，循序渐进，避免过度疲劳，适可而止。

2. 注意事项

(1)卧床期间的功能锻炼忌做肩关节上抬外展活动，可用三角巾支撑固定，以避免术侧上肢过早外展。

(2)出院后患肢功能锻炼应逐渐增加活动量，时间宜每天3~4次，每次20~30分钟。对有特殊情况者，应酌情减少锻炼时间或次数，但不可停止练习。

【实训评价】

1. 教师评价、小组互评与学生自评相结合。

2. 实训过程中是否有护患沟通，实训操作是否规范，是否能正确指导病人进行功能锻炼。

实训十七

胸腔闭式引流的护理

【实训目的】

1. 具有良好的人文精神和护患交流能力，关爱病人，减轻病人痛苦，维护健康。
2. 熟练掌握胸腔闭式引流病人的护理措施。
3. 学会胸腔闭式引流管的护理方法。

【适应证】

中等量及以上气胸和血胸；开放性气胸、张力性气胸；持续渗出的胸腔积液；脓胸、支气管胸膜瘘或食管瘘；胸部手术后引流。

【禁忌证】

结核性脓胸；凝血功能障碍有出血倾向者；肝性胸水，持续引流可导致大量蛋白质和电解质丢失。

【实验原理】

胸腔闭式引流：又称水封闭式引流，胸腔内插入引流管，管的下方置于引流瓶的水中，利用水的作用，维持引流向单一方向，避免逆流，以排出气体或液体，重建胸膜腔负压，使肺复张(图 17-1)。

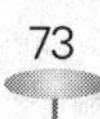

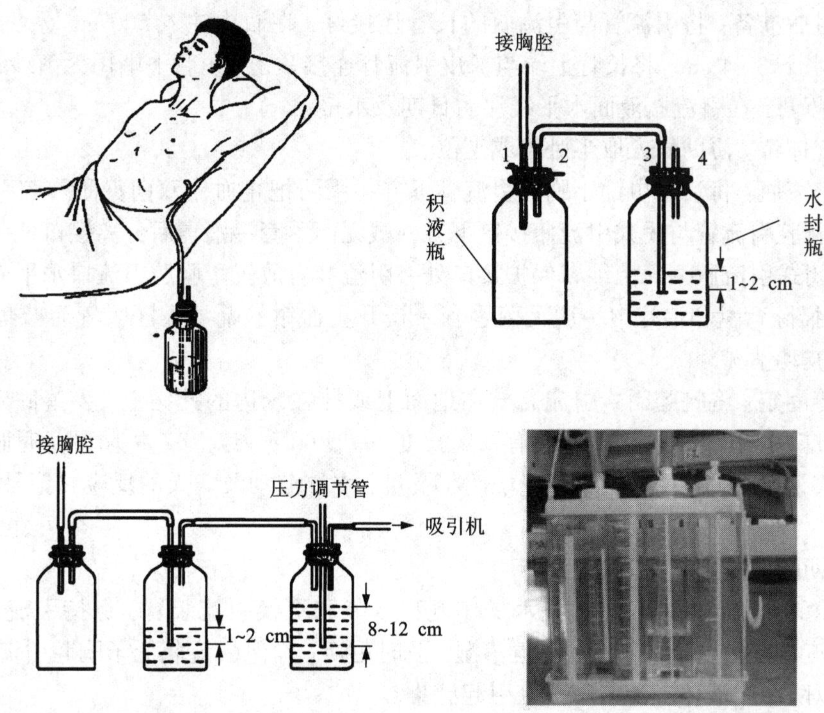

图 17-1　负压吸引水平装置

【实训前准备】

1. 操作者准备：着装整齐，仪表端庄，剪指甲、洗手，戴帽子、口罩。

2. 病人准备：向病人说明胸腔闭式引流的目的，告诉病人操作过程中的配合要点及注意事项；评估病人病情、心理状态及合作程度；安慰病人，缓解其紧张、焦虑情绪。

3. 用物准备：治疗车，无菌胸腔闭式引流瓶及无菌生理盐水、棉签、纱布、手套、胶布、治疗巾、止血钳、量杯、弯盘、标签、医嘱本、出入量记录本、快速消毒洗手液、络合碘消毒液等。

4. 环境准备：病室清洁、空气清新、室温适宜。

【过程与方法】

1. 更换胸腔闭式引流瓶

(1) 核对、解释 ：携用物至病人旁，核对床号、姓名，解释操作目的，取得病人的理解与合作；必要时拉窗帘或用屏风遮挡。

(2) 观察：仔细观察引流管的水柱波动情况；观察局部有无皮下气肿、伤口渗血、渗液情况。

(3) 检查：检查一次性胸腔闭式引流装置的有效期及包装是否完好，连接是否准确、紧密。

(4) 水封瓶准备：将引流管与引流瓶的长管连接好，在瓶内注入 500 mL 无菌生理盐水，使长管置于水下 3~4 cm，将长管上端与橡皮引流管连接紧密，短管上端用无菌纱布包裹，安装好引流瓶瓶塞，在引流瓶液面水平线注明日期及水量。

(5) 安置体位：协助病人取半卧位或坐位。

(6) 接引流瓶：将治疗巾铺于胸腔引流管下方→用两把止血钳双向夹闭胸腔引流管近端→弯盘置于胸腔引流管与闭式引流瓶接口下方→戴无菌手套→消毒后分离接口处→连接胸腔引流管与新闭式引流瓶→无菌纱布保护接口处→引流装置放置于胸腔引流口水平面下方 60~100 cm 处→撤除弯盘和治疗巾→脱无菌手套→松开止血钳→嘱病人深吸气后咳嗽→观察水封瓶中水柱波动情况。

(7) 妥善固定：将胸腔闭式引流瓶放在地面上或挂在床边的挂钩上，妥善固定，保持引流瓶低于胸腔 60~100 cm。引流管要有一定长度(一般 60 cm 以上)，以防翻身时脱出。

(8) 观察记录：观察引流液的颜色、性状及量，水柱波动及病人的反应并记录整理用物，洗手。

2. 引流期间的护理

(1) 严格无菌：严格遵守无菌技术操作规程置入和更换引流装置，保持引流装置无菌；保持胸壁引流口处敷料清洁干燥，一旦渗湿，及时更换；确保引流瓶低于胸腔引流口平面 60~100 cm，以防瓶内液体逆流入胸膜腔引起感染。

(2) 固定密闭：使用前注意引流装置是否密封，确保水封瓶长管没入水中 3~4 cm 以上，并始终保持直立；胸壁伤口引流管周围用油纱布包盖严密；更换引流瓶或搬动病人前，应先用止血钳双重夹闭引流管，防止空气进入，止血钳若为有齿钳，其齿端需包裹纱布或胶套，防止夹管时导致引流管破裂、漏气；随时检查引流装置是否密闭及引流管有无脱落。

(3) 保持通畅：病人可取半坐卧位，鼓励病人咳嗽和深呼吸，以便胸腔内液体和气体的排出，促进肺复张；定时挤压引流管，防止引流管受压、折叠、扭曲和阻塞。

(4) 观察记录：观察并准确记录引流液的颜色、性状和量以及水柱波动的情况。手术后引流液开始时为血性，不易凝血，以后颜色逐渐转为浅红色、淡黄色。若引流量多，每小时大于 100 mL，颜色为鲜红色或红色，性质较黏稠，易凝血，则疑为胸腔内有活动性出血。水柱波动的幅度能够反映死腔的大小及胸膜腔内负压的情况，一般波动的范围幅度为 4~6 cm，水柱高于液面 8~10 cm。若水柱无波动，病人出现气促、胸闷、气管向健侧偏移等肺受压症状，则提示引流管不通畅，应通过捏挤或使用负压间断抽吸促使其通畅，并立即通知医师处理；若水柱不波动，但病人无不适，听诊呼吸音正常，则提示病人肺脏已经复张良好，可以考虑拔管。若水柱波动幅度过大，提示可能存在肺不张；若水柱液面过高，提示肺内可能存在残腔。

(5) 意外处理：若引流管从胸腔滑脱，立即用手捏闭伤口处皮肤，消毒处理后用凡士林纱布封闭伤口，并协助医师进一步处理；若引流瓶损坏或引流管连接处脱落，立即双钳夹闭胸腔引流管，并更换引流装置。

(6) 拔管护理：一般置管 48~72 小时后，临床观察引流瓶中无气体溢出且引流液颜色变浅、24 小时引流液量<50 mL、脓液<10 mL、胸部 X 线显示肺膨胀良好无漏气、病人无呼吸困难或气促，即可考虑拔管。嘱病人先深吸一口气，在吸气末迅速拔管，并立即用凡士林纱布

和厚敷料封闭胸壁伤口，包扎固定。拔管后24小时内，注意观察病人是否有呼吸困难、胸闷、发绀、切口漏气、渗液、出血和皮下气肿等，发现异常及时通知医师处理。

3. 操作后处置

(1)用物处理：用物分类处理，妥善处理一次性胸腔闭式引流装置。

(2)记录：洗手、取口罩、记录。

【实训要求与注意事项】

1. 总体要求

(1)严格执行无菌技术操作原则。

(2)操作熟练，流程合理，动作轻柔，保证安全。

(3)操作全过程注意沟通、礼仪，体现人性化服务。

2. 注意事项

(1)水封瓶每日更换。任何情况下引流瓶不能高于病人胸部。

(2)要避免引流管受压、折曲、滑脱及阻塞，保持引流通畅。

(3)要保持引流系统密封，胸壁伤口在引流管周围要用凡士林纱布包盖严密。如水封瓶破损，要立即夹住引流管，另换水封瓶。

(4)置管48~72小时后，若引流瓶内无气体逸出或引流液量明显减少且颜色变淡，24小时引流液<50 mL或脓液<10 mL，X线检查示肺膨胀良好，病人无呼吸困难，即可拔除引流管。

(5)拔管后要观察病人有无气急情况，皮下气肿或气胸。

【实训评价】

1. 采用教师评价、小组互评与学生自评相结合。

2. 从学生实践主动性、积极性、操作技能、人文关怀与沟通礼仪等方面进行综合评价。

3. 操作正确与熟练程度、对病人的人文关怀是本次实践评价的重点内容。

【分析与思考】

当一个病人有大量胸腔积液或者气胸时，我们会给胸腔行穿刺术，但为了避免反复穿刺，往往会给予续胸腔闭式引流。使用胸腔闭式引流也有很多细节，稍不注意，就会出问题。下列总结临床上见到的错误：①第2个腔(水封瓶)的导管浸入水下1~2 cm是合适的，否则引流管直接与大气相通，就人为地造成开放性气胸了，也有专著认为2~3 cm合适，总体来说1~3 cm无大碍。但临床上有新手操作时，可能会加多水了。②调压瓶的水要加多少，加满么？还真的有人加满了，加满后压力调节管末端在水下有20 cm，这已经远远超出了我们认为的8~12 cm安全范围，如果此时负压吸引机的负压过大，那么调压瓶里面的负压可能会超出安全范围，造成肺组织的损伤。所以，记住，调压瓶液面高度至12 cm便可。

实训十八

胃肠减压管护理

【实训目的】

1. 具有良好的人文精神和护患交流能力，关爱病人，减轻病人痛苦，维护健康。
2. 熟练掌握胃肠减压病人的护理措施。
3. 学会胃肠减压的操作方法。

【组织形式】

教师讲解、集中示教；学生分组实训；教师指导、归纳总结、反馈指导。

【实验原理】

胃肠减压(图 18-1)是将胃管从口腔或鼻腔插入，连接一次性胃肠减压管，在负压和虹吸原理作用下使胃内容物引出患者体外。

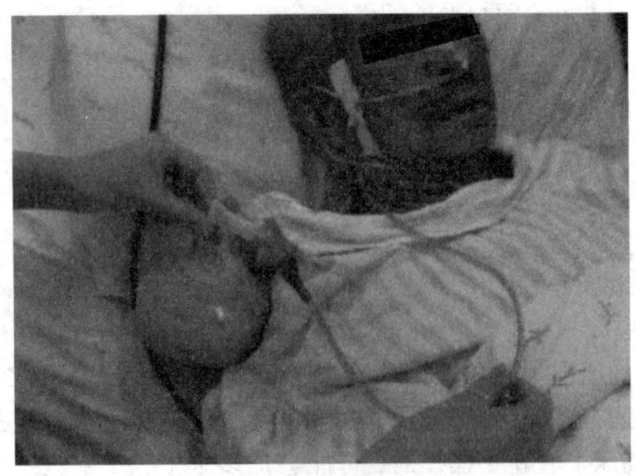

图 18-1 胃肠减压

【实训前准备】

1. 操作者准备：服装整洁，洗手，戴好帽子和口罩；查对医嘱。

2. 病人准备：核对病人、评估其疾病情况；向病人说明胃肠减压的目的；告诉病人胃肠减压的过程中配合要点及注意事项；安慰病人，缓解病人紧张、焦虑情绪。

3. 物品准备：治疗盘内放置物品（治疗巾、弯盘、治疗碗、止血钳、无菌手套、纱布、胃管或双腔管、20 mL 或 50 mL 注射器）、负压吸引器或电动胃肠减压器、液体石蜡、棉签、胶布、听诊器、别针等。

4. 环境：病室清洁、空气清新、调节室温。

【过程与方法】

1. 插胃管护理操作

（1）核对及解释：核对病人信息；向清醒病人或家属（昏迷病人）解释操作目的和配合方法。

（2）检查物品：胃管是否通畅，减压装置是否有效，各管道连接是否正确。

（3）插胃管：

1）帮助病人取半坐卧位和平卧位。如昏迷者取下假牙，去枕，头后仰。病人颌下铺治疗巾。

2）用湿棉签清洁一侧鼻腔。

3）检查减压器有无漏气。

4）戴手套，用注射器检查胃管是否通畅，测量胃管所需插入长度（鼻尖-耳垂-剑突），并以石蜡油纱布润滑胃管前端，将胃管末端封闭。

5）自选定一侧鼻孔将胃管轻轻插入，当插至咽喉部（约 10～15 cm）时，嘱清醒病人做吞咽动作，将胃管顺势向前推进，直至预定长度：如为昏迷病人，可左手将病人头部托起，使下颌靠近胸骨柄，以加大咽喉部通道的弧度，便于顺利插入。

6）插入过程中，如病人出现恶心、呕吐，可暂停插入并让病人作深呼吸：如出现强烈呛咳、呼吸困难、发绀等现象，表明胃管误入气管，应立即拔出，让病人休息片刻后重插。

7）检查胃管是否在胃内，有 3 种方法：①胃管末端接注射器或减压器抽吸见胃液。②置听诊器于胃部，快速经胃管向胃内注入 10 mL 空气，听到气过水声。③将胃管末端置于盛水的碗内，无气泡溢出。

8）确认胃管在胃内后，用胶布固定胃管于鼻翼及面颊部。

2. 胃肠减压期间护理

（1）持续负压吸引：维持有效负压在 -6. 6 kPa，电动胃肠减压器负压不应超过 -6. 67 kPa。

（2）饮食及用药：减压期间禁饮食，停用口服药；胃管内注药，夹管并暂停减压 1 小时。

（3）引流管：为防止阻塞，每 4 小时用生理盐水冲洗胃管 1 次；引流瓶（袋）及引流接管应每日更换 1 次并妥善固定；观察记录引流液的量和性质。

（4）更换减压器：安置体位→消毒铺巾→戴一次性手套→ 夹闭胃管→分离接头→撤除减

压器→确定胃管通畅→脱手套、消毒双手→检查新减压器性能→连接新减压器→纱布包裹接头处→妥善固定→打开管夹→观察引流。

(5)嘱咐病人：鼓励病人深呼吸；禁食，口干时可用清水或温盐水漱口；翻身或活动时防止管道扭曲、连接处脱落；不可自行调节负压。

3. 拔胃管护理操作

(1)评估：病情好转，腹胀消失；肠蠕动(肠鸣音)恢复，肛门排气。

(2)准备：护士洗手、戴口罩，准备物品。

(3)拔管：核对、解释→分离减压器与胃管→捏闭胃管末端→嘱病人深吸气后屏气→缓慢外拉胃管→估计管头近咽喉部时，迅速拔出胃管，一边拔一边盘曲胃管、脱下手套一同放于弯盘内→清洁鼻腔→整理用物。

4. 操作后处置

(1)用物处理：用物分类处理，妥善处理胃肠减压装置。

(2)记录：护士洗手、取口罩、记录。

【实训要求与注意事项】

1. 严格执行无菌技术操作原则。

2. 操作熟练，流程合理，动作轻柔，保证安全。

3. 操作全过程注意沟通、礼仪，体现人性化服务。

4. 插管时动作轻稳，以免损伤黏膜；插管过程中如果病人发生呼吸困难、发绀等症状，应立即拔出胃管，略休息后再重新插入。

5. 减压过程中，病人不能自行调节负压；观察引流液并记录24小时引流总量；留置胃管期间严格禁食并做好口腔护理。

6. 保持管道通畅，下床活动时打开连接并夹闭胃管；引流不畅时，可用生理盐水反复冲洗胃管，直至通畅。

7. 长期留置胃管者，普通胃管每周更换一次，硅胶胃管每月更换一次；引流瓶(袋)及引流接管应每日更换一次。

【实训评价】

1. 采用教师评价、小组互评与学生自评相结合。

2. 从学生实践主动性、操作技能、人文关怀与沟通礼仪等方面进行综合评价。

3. 操作正确与熟练程度、对病人的人文关怀是本次实践评价的重点内容。

【分析与思考】

胃肠减压在普外科是不可缺少的护理操作之一，如何提高首次插管的成功率及长时间留置胃管、心理护理及置管后护理非常重要，一定要让患者从心理上接受并配合，才能达到理想效果。

实训十九

T 管引流护理

【实训目的】

1. 具有良好的人文精神和护患交流能力，关爱病人，减轻病人痛苦，维护健康。
2. 熟练掌握 T 管引流病人的护理措施。

【实验原理】

T 管放置于胆总管，肠蠕动恢复后，胆汁借助重力走直道入十二指肠；肠蠕动未恢复，肠道压力高，经上一直角引流胆汁于体外；胆总管下端积聚的胆汁可经下一直角引流于体外。

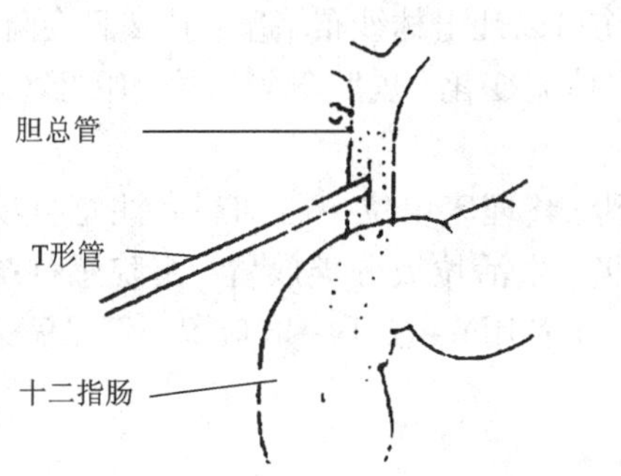

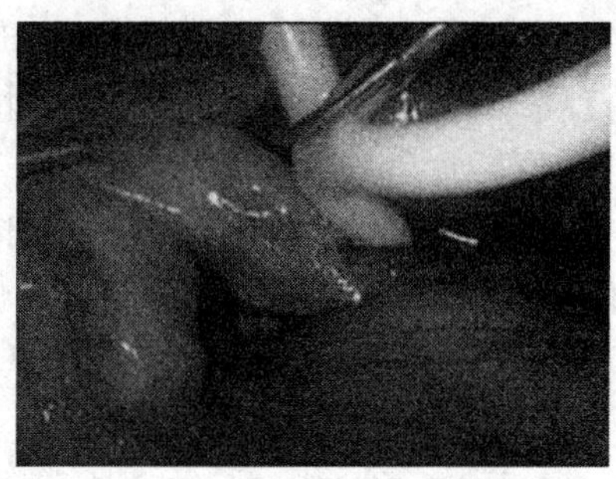

图 19-1　T 管引流

【组织形式】

教师讲解，集中示教；学生分组实践；教师指导，归纳总结，反馈指导。

【实训前准备】

1. 操作者准备：着装整洁，剪指甲，洗手和戴口罩。
2. 病人准备：核对病人、评估其疾病情况；向病人说明 T 管引流过程中配合要点及注意事项；安慰病人，缓解其紧张、焦虑情绪。评估病人的合作程度。取平卧位或半卧位，以便于操作。

3. 物品准备：治疗车、棉签、纱布、手套、引流袋、治疗巾、环钳、量杯、弯盘、标签、医嘱本、出入量记录本、快速消毒洗手液、安尔碘消毒液等。

4. 环境准备：病室环境清洁，空气清新，温度适宜，保护病人的隐私，适当遮挡。

【过程与方法】

1. 更换引流袋

(1) 评估解释：评估环境（安静、整洁、舒适、安全），携用物至病人床旁，核对床号、姓名，解释操作的目的、注意事项和配合的方法，评估引流管周围敷料是否清洁干燥，引流管口周围皮肤是否正常，胆汁的颜色、性状和量，检查引流是否通畅。

(2) 用物准备：准备用物，洗手，戴口罩，在治疗室按无菌方法打开换药盘，将碘伏倒在换药盘内的棉球上。检查棉签、纱布等时要注意检查包装、有效期、质量（无漏气）。

(3) 安置体位：携用物至病人床旁→再次核对病人床号、姓名→关窗、屏风遮挡→协助病人取合适体位。

(4) 更换导管：将一次性治疗巾垫于病人引流管下方，暴露引流管及腹部→用止血钳夹闭引流管近端适宜处→打开一次性引流袋并将其固定在病人床旁→打开换药盘于治疗巾上→戴好无菌手套→取无菌纱布包裹住引流管的连接处，一手捏住引流管，一手捏住引流袋，自接口处分离→上提引流袋前段使液体流入引流袋内→取碘伏棉球以螺旋方式消毒引流管口周围→与T管相连接→松开止血钳→观察引流液是否引流通畅→撤去治疗巾，脱手套→在引流袋上写明更换日期及时间。T管拔除后，局部伤口以凡士林纱布堵塞，1~2日会自行封闭。

(5) 观察：注意拔管后观察伤口渗液情况、体温变化、皮肤巩膜黄染、呕吐、腹痛、腹胀等情况。

(6) 整理记录：收拾用物→开窗，收起屏风，整理床单位→告知患者注意事项→消毒液喷手，推治疗车回治疗室→收拾用物（医疗垃圾、生活垃圾分类放置，由院感科统一回收处理，消毒液擦拭治疗车、治疗盘，治疗盘反扣晾干备用）→洗手→取口罩→记录病人引流液的颜色、性状、量。

2. T管留置期间护理

(1) 妥善固定：定期检查T管是否妥善固定于腹壁，引流袋是否妥善固定于床旁；嘱病人翻身、活动时注意保护引流管，勿牵拉拔出。

(2) 保持通畅：引流管勿折叠、扭曲、受压；定时挤捏引流管，保持引流通畅，以免结石堵塞；若残余结石或泥沙样结石阻塞引流管，可用注射器向外抽吸或用生理盐水行低压冲洗。

(3) 严格无菌：更换引流袋时严格遵守无菌原则；嘱病人平卧时引流袋应低于腋中线，站立或活动时不可高于腹部引流口平面，防止胆汁逆流引起感染。

(4) 病情观察与护理：观察胆汁的颜色、性状和量并记录；观察病人有无黄疸，粪便的颜色是否正常，了解病人的饮食情况；观察病人有无发热、腹胀和腹痛等不适；观察引流管口有无胆汁溢出，周围皮肤是否受损，必要时使用氧化锌软膏保护；若病人食欲差，胆汁引流过多，在胆管下端无梗阻的情况下，可根据情况进行夹管，或服用含胆盐的药物。

(5) 健康指导：告知病人留置T管的重要性及注意事项；嘱病人少食多餐，定时规律进

食低脂、高蛋白、高维生素、易消化的食物。

3. 夹管护理

(1)指征：术后7~10日，如病人无腹痛、发热和黄疸等不适，引流出的胆汁颜色、性状和量均正常，可进行夹管，以促进胆汁流入肠道，帮助消化食物。

(2)方法：饭前饭后各夹管1小时，逐渐延长时间至全天夹管。

(3)观察要点：夹管期间观察病人有无腹痛、发热和黄疸等不适。如果出现上述不适，需暂停夹管。

4. 拔管护理

(1)指征：术后10~14日(若病人肝内有较多泥沙样结石，拔管时间可延长至术后1个月)，夹管试验期间病人无腹痛、发热和黄疸等不适；胆道逆行造影证实胆道无残余结石、狭窄，胆总管下端通畅；造影后开放T管24小时以上，充分引流出造影剂后可拔管。

(2)方法：拔出T管，用油纱布填塞引流管口，1~2日可自行封闭。

(3)观察要点：观察引流管口有无胆汁渗出，病人的腹部体征、体温变化及是否出现黄疸。

【实训要求与注意事项】

1. 总体要求

(1)严格执行无菌技术操作原则。

(2)操作熟练，流程合理，动作轻柔，保证安全。

(3)操作全过程注重人文关怀，体现人性化服务。

2. 注意事项

(1)注意保护T管周围皮肤，如有胆汁渗漏，可用氧化锌软膏涂擦保护、妥善固定，操作时避免牵拉，以防T管脱落。

(2)T管拔除后，局部伤口一般1~2日会自行封闭。如有胆汁渗漏，嘱病人取左侧卧位，及时换药。

(3)需带管出院者，教会病人或家属固定、消毒、更换引流袋的方法及有关注意事项。嘱如有异常，及时到医院就诊；定期复查。

【实训评价】

1. 采用教师评价、小组互评与学生自评相结合的方法。

2. 从学生实践主动性、操作技能、团队配合、人文关怀、实践报告等方面进行综合评价。

3. 操作正确与熟练程度、无菌观念及对病人的人文关怀是本次实训评价的重点内容。

【分析与思考】

T管引流护理是胆管术后一项重要的操作，便于观察手术后的恢复和预后。整体护理使胆管手术患者得到最大程度的受益，提高了手术成功率，减少了并发症的发生，指导患者在置管前、置管中、置管后的护理，如果护理不当，将导致病死率增高。应及时评估患者，密切观察病情变化，有针对性地提出护理问题并采取相应的护理措施，重视并做好基础护理。只要注意饮食、劳逸结合、情绪稳定，患者完全可以正常生活和工作。

实训二十

腹腔引流管护理

【实训目的】

1. 具有与病人及家属进行良好沟通的能力，尊重和关爱病人，认真负责、细致、严谨的职业素养。

2. 熟练掌握腹腔引流病人护理措施。

【实验原理】

腹腔引流是在腹腔内置一引流管或引流条将渗血、渗液或消化液等引流到体外的一种外引流术（图 20–1）。

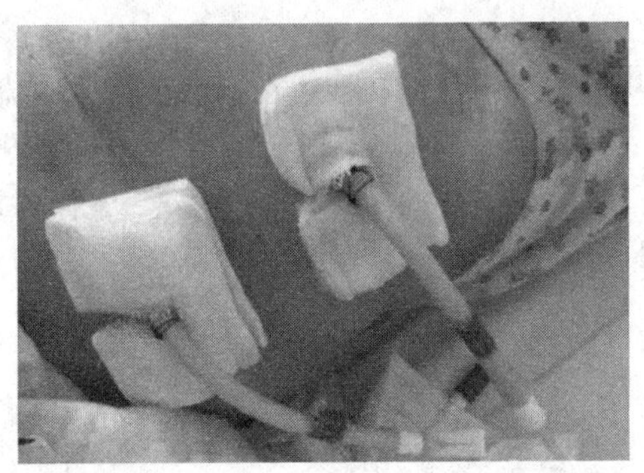

图 20–1　腹腔引流

【组织形式】

教师讲解、集中示教；学生分组实训；教师指导、归纳总结、反馈指导。

【实训前准备】

1. 操作者准备：着装整洁，剪指甲洗手和戴口罩。

2. 病人准备：询问、了解病情，评估病人的合作程度。取平卧位或半卧位，以便于操作。

3. 物品准备：治疗车、棉签、纱布、手套、引流袋、治疗巾、环钳、量杯、弯盘、标签、医嘱本、出入量记录本、快速消毒洗手液、安尔碘消毒液等。

4. 环境准备：病室清洁、空气清新、光线与温度适宜。

【过程与方法】

1. 核对医嘱：双人核对医嘱和执行单，准确无误。

2. 评估解释

(1) 评估患者的病情、意识、合作程度、生命体征及腹部体征情况，了解手术方式，管道留置的时间、长度、是否通畅，伤口敷料有无渗出液，引流液的量、色、性状。

(2) 向患者解释引流管护理的目的，取得配合。

(3) 环境安全、光线充足适于操作。

3. 安置体位：保护病人的隐私，拉上床帘；协助病人取平卧位或半卧位，暴露引流管。

4. 评估引流管情况：评估引流管周围敷料是否清洁干燥，引流管口周围皮肤是否正常，引流液的颜色、性状和量，检查引流是否通畅。

5. 夹闭引流管、取下引流袋：取治疗巾平铺于引流管与引流袋连接处的下方，用环钳夹闭引流管；戴手套，将引流袋取下后置于污物桶内。

6. 消毒：脱手套，用快速消毒洗手液洗手；用浸有安尔碘的消毒棉签消毒引流管口，待干。

7. 连接引流袋：取无菌纱布，用纱布内层包裹消毒后的引流管口，连接引流袋，松开环钳。

8. 妥善固定：妥善固定引流袋于床旁，从上向下挤压引流管；在标签上注明引流袋更换的日期和时间，贴于引流袋正面。

9. 整理床单位：协助病人取舒适体位。

10. 记录：记录引流液的颜色、性状和量。

【实训要求与注意事项】

1. 总体要求

(1) 严格执行无菌技术操作规程，防止感染。

(2) 配合操作熟练，流程合理，动作轻柔，保证安全。

(3) 操作全过程注重人文关怀，体现人性化服务。

2. 注意事项

(1) 妥善固定：正确连接引流装置，贴好标签注明引流管名称。病人卧床时引流管、引流袋固定于床旁，起床活动时固定于上身衣服，必要时使用小背包便于盛装引流袋。引流管长度适宜，过短易在病人活动翻身时脱出；过长则易扭曲且影响引流效果。

(2) 保持通畅：避免引流管受压和折叠，确保引流袋低于引流管出口平面，防止逆流。必要时挤捏引流管，以防血块或脓痂堵塞，保持管道通畅。若使用双腔引流管，需维持一定负压，但吸引力不宜过大，以免损伤内脏组织和血管；冲洗液现配现用，维持 20~30 滴/分。

若有脱落坏死组织、稠厚脓液或血块堵塞管腔，可用 20 mL 生理盐水缓慢冲洗，必要时通知医师处理。

(3) 严格无菌：注意消毒和保护引流管口周围皮肤，及时更换引流袋，防止感染。

(4) 观察记录：引流期间注意观察引流液的颜色、性状和量，并及时记录，若发现异常及时通知医师。

(5) 拔管护理：尽早去除引流，减少感染的发生率。预防性引流在引流液明显减少时立即拔除，治疗性引流在引流液减少时，仍应将引流管保持在原来的位置，然后逐步去除引流管，以利于引流通道从深部逐渐闭合，防止形成窦道。

【实训评价】

1. 采用教师评价、小组互评与学生自评相结合的方法。

2. 从学生实践主动性、操作技能、人文关怀与沟通礼仪等方面进行综合评价。

3. 操作正确与熟练程度、无菌观念及对病人的人文关怀是本次实践评价的重点内容。

【分析与思考】

1. 腹腔引流过程中病人会产生一定焦虑和恐惧情绪，这样会使病人的免疫力低下，诱发感染，伤口延迟愈合。所以必须做好病人的心理护理，充分得到病人的配合才能达到预期的治疗效果。护理人员应及时告知病人及其家属放置引流管的重要性、目的及意义，向他们讲述有关的医学知识，了解放置引流管的注意事项，以取得配合，从而消除顾虑。对于老人、小孩且病情较重者必须有专人护理，以防止引流管脱出，造成不必要的麻烦。同时病房要保持舒适安静，必要时夜间给予适当的镇静药物以保证睡眠。

2. 加强护理观察，注意术后并发症。根据引流管在腹腔的位置或作用不同，在引流管上做清楚标识，更应清楚地了解引流液的颜色、性质、量可能与出现的并发症的关系。

实训二十一

更换结肠造口袋

【实训目的】

1. 具有良好的职业道德，尊重病人人格，关爱病人，减轻病人痛苦，维护健康。
2. 熟练掌握结肠造口病人护理措施。
3. 学会结肠造口护理操作方法。

【组织形式】

教师讲解、集中示教；学生分组练习；教师指导、归纳总结、反馈指导。

【实训前准备】

1. 操作者准备：衣帽整洁、洗手、戴口罩。
2. 病人准备：核对病人、评估心理状态、造口类型；向病人说明结肠造口的目的；告诉病人结肠造口的护理方法、配合要点及注意事项；安慰病人，缓解紧张、焦虑情绪。
3. 物品准备：①治疗盘内置造口袋、造口专用剪、造口度量尺、弯盘、治疗碗(内盛数个无菌棉球、纱布若干)及镊子。②另备治疗巾及橡皮治疗巾、无菌生理盐水、手套、便袋夹、污物袋、抹手纸(柔 软)、笔，必要时备屏风、皮肤保护粉、防漏膏。
4. 环境准备：整洁、安静、舒适、安全、光线充足、温度适宜，必要时屏风遮挡。

【过程与方法】

见图 21-1、图 21-2。

1. 核对及解释：携用物至床旁，核对病人信息；向病人解释操作目的和配合方法。
2. 暴露造口，铺垫巾：屏风遮挡→病人取半卧位或平卧位→暴露造口部位→治疗巾垫于身下，→弯盘放于造口袋前紧贴皮肤处，→造口袋尾端放于弯盘内。
3. 观察造口袋内容物量及性状：当排泄物达 1/3 至 2/3 时就要更换造口袋；入睡前应检查并倒掉排泄物。
4. 分离造口袋：分离造口袋时注意一手按压皮肤，另一手自上而下轻揭造口袋，防止皮肤损伤；防止袋内容物溢出污染伤口。

5. 清洁造口黏膜及周围皮肤：先用抹手纸抹去粪便，再用生理盐水棉球清洁，最后用干纱布擦干皮肤。注意禁用消毒剂及强碱性肥皂液清洁造口；必要时涂氧化锌软膏保护皮肤；防止在清洁过程中污染腹部伤口。

6. 观察肠造口黏膜血供：注意有无造口出血、坏死、回缩、脱垂等。

7. 测量：用造口度量尺测量造口大小、形状；将造口尺寸、形状标记在造口袋背面的衬纸上。

8. 修剪：按需要的形状、尺寸修剪造口袋底盘；造口袋底盘与造口黏膜之间应保持适当空隙(缝隙过大时粪便刺激皮肤易引起皮炎，缝隙过小时底盘边缘与黏膜摩擦会影响造口血运甚至破溃出血)。

9. 将造口袋固定于皮肤：固定前用干纱布再次擦干造口周围皮肤水分；如果周围皮肤不平，可以适当使用皮肤防漏膏；撕去底盘衬纸，根据体位不同选择袋囊低于开口方向的位置，贴造口袋，用手按压底盘 10~20 分钟，使造口袋与皮肤黏附牢固。

10. 嘱咐病人：忌食生冷辛辣及易产气食物；防止便秘，避免过分使用腹内压；衣着宽松舒适；指导病人造口自护(示指戴手套或指套，涂液状石蜡，轻插入造口至第 2 指关节处，在内停留 5~10 分钟，每天一次，保持造口直径 2~2.5 cm 为宜)。

11. 安置病人：整理病人衣物及床单位，取舒适卧位，嘱病人休息时尽量取造口侧卧位。

12. 整理：整理用物、用物分类处理，污物入污物桶。

13. 记录：护士洗手、取口罩、记录(排泄物量、性状，造口及周围皮肤情况)。

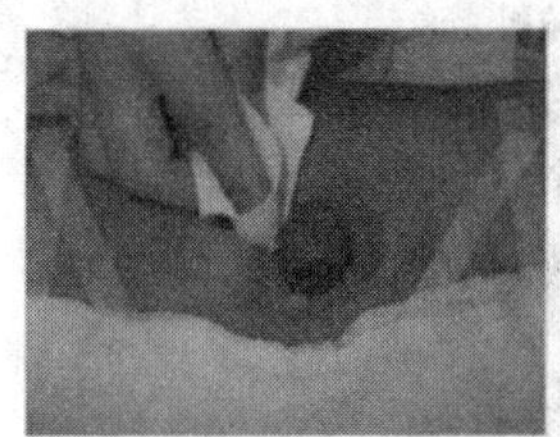
1. 生理盐水清洗造口

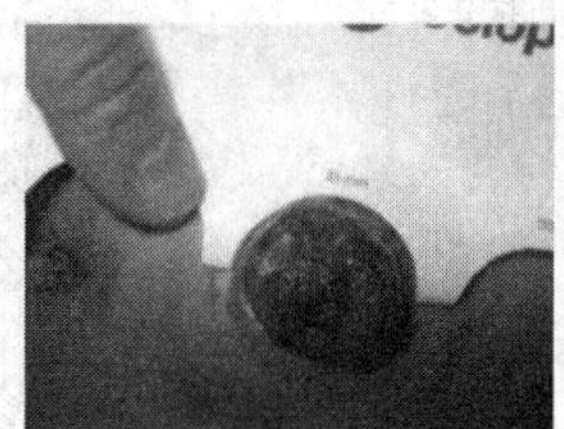
2. 造口测量尺测量造口大小

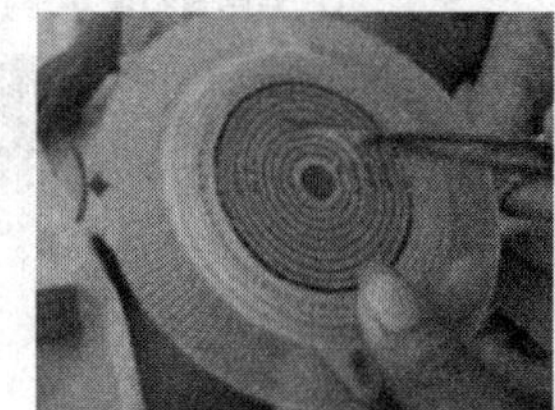
3. 剪切底盘中心孔

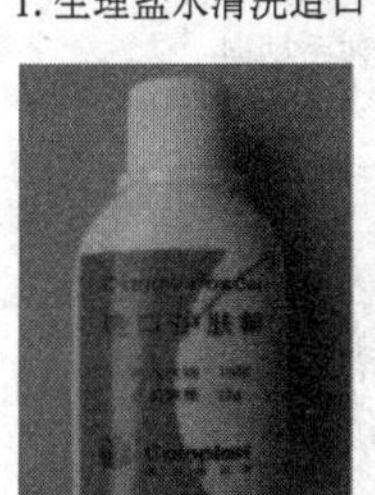
4. 预防性使用造口护肤粉

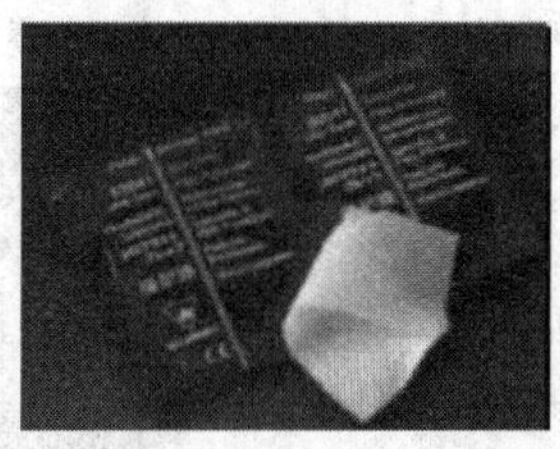
5. 涂抹皮肤保护膜

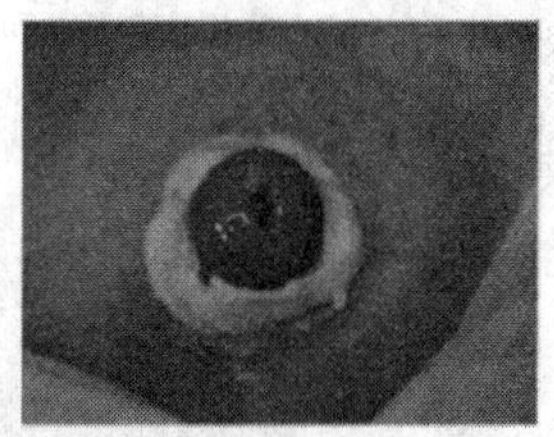
6. 在造口黏膜周围涂抹防漏膏

图 21-1　更换造口袋流程(一)

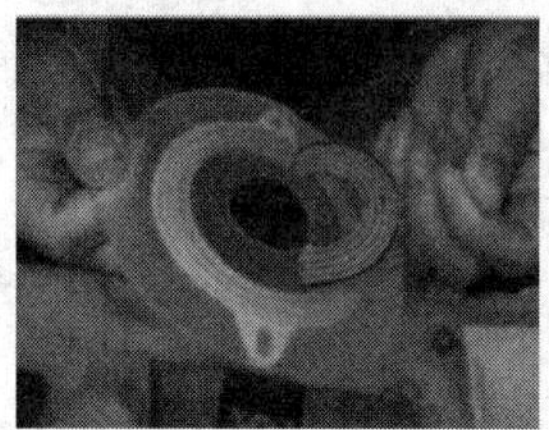

7. 撕开保护纸

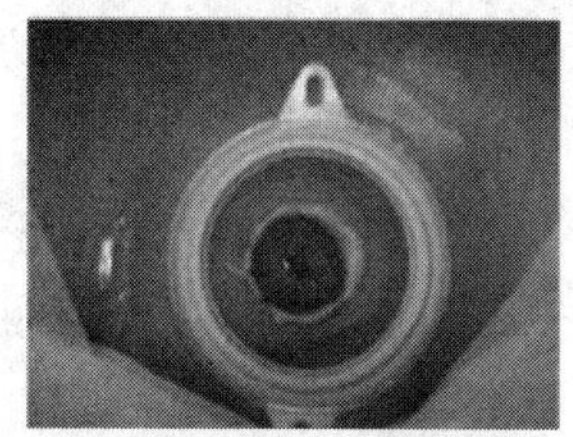

8. 将造口底盘从下到上平整粘在皮肤上并用手轻压

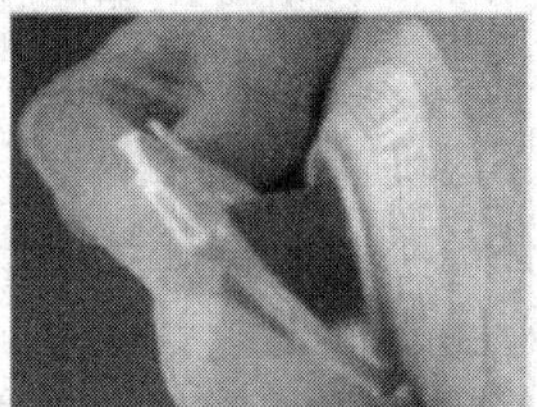

9. 佩戴袋子：四点操作法

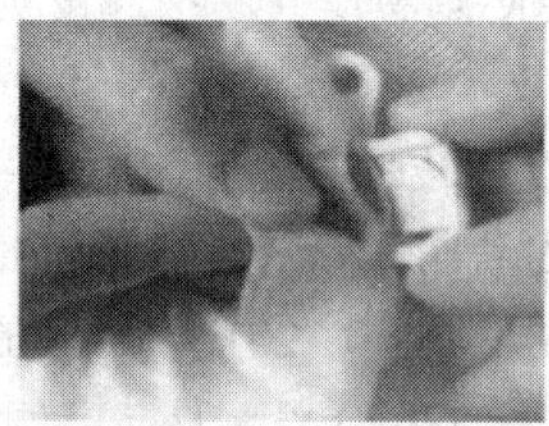

10. 两指捏紧锁扣，听见“咔哒”声，证明袋子已经安全地装在了底盘上

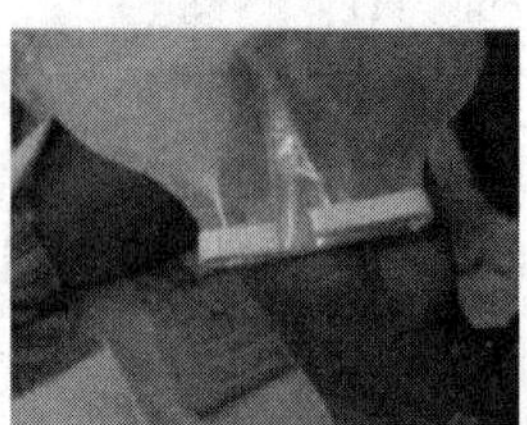

11. 粘贴封口吃条，封闭造口袋开口

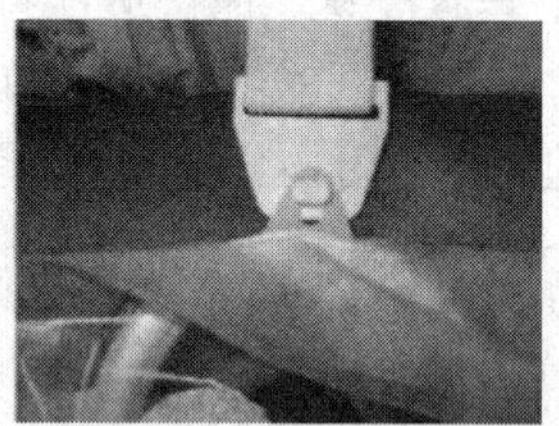

12. 佩戴腰带

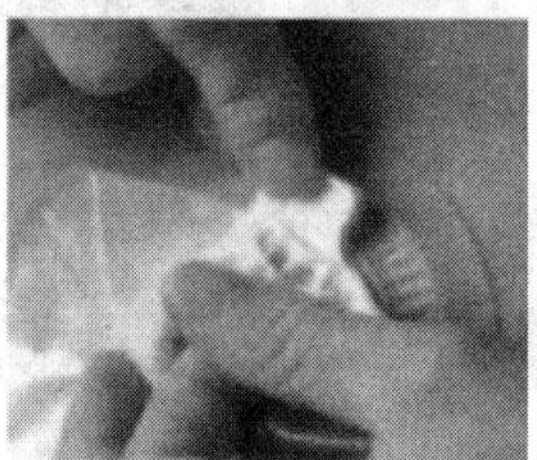

13. 取下袋子：用手指向身体方向轻压小凸耳，即可打开锁环

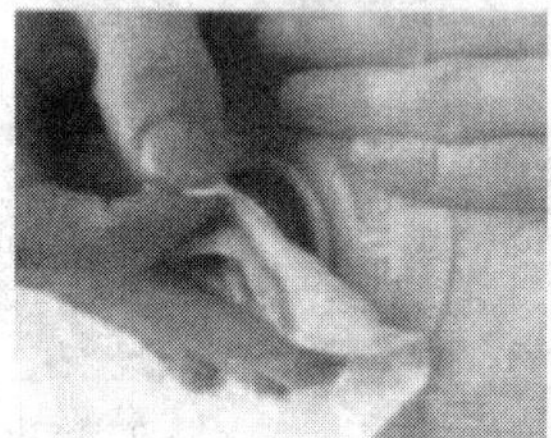

14. 取下造口袋：抓住手柄向上向外提拉

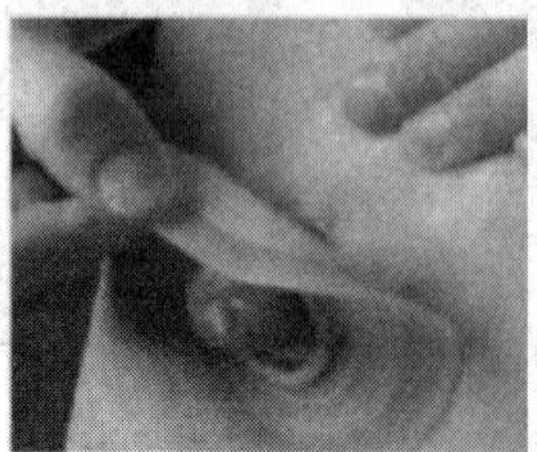

15. 撕除底盘：用一只手按住皮肤，另一只手小心缓慢的自上而下将底盘揭掉

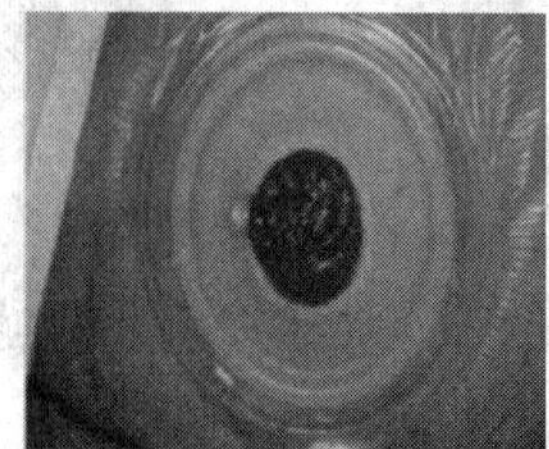

16. 底盘更换标准：1. 底盘连接环内粘胶颜变白；2. 出现渗泥漏则更换

图 21-2　更换造口袋流程（二）

【实训要求与注意事项】

1. 总体要求

(1)严格执行无菌技术操作原则。

(2)操作熟练，流程合理，动作轻柔，保证安全。

(3)操作全过程注意沟通、礼仪，体现人性化服务。

2. 注意事项

(1)造口换药、清洁造口袋时应遮挡患者并保护隐私，小肠造口者选择空腹时更换。

(2)注意观察造口黏膜色泽，及时处理并发症。

(3)造口周围皮肤红肿、糜烂、瘙痒时及时处理，如出现皮肤过敏应考虑更换不同种类的造口袋。

(4)黏贴造口袋前一定要保证造口周围干燥，如造口形状不规则或造口内陷时，周围涂防漏膏以防渗漏。

(5)操作时动作轻柔，避免造口黏膜出血。

(6)造口术后初期应选用两件式透明造口袋，便于观察和清洁，对于双腔造口应选择底盘大的造口袋。

(7)为预防和治疗狭窄，一般在术后10~14天进行扩肛。

【实训评价】

1. 采用教师评价、小组互评与学生自评相结合。

2. 从学生实践主动性、操作技能、人文关怀与沟通礼仪等方面进行综合评价。

3. 操作正确与熟练程度、对病人的人文关怀是本次实践评价的重点内容。

【分析与思考】

结肠造口手术后5~6天，指导病人选择使用合适的结肠造口袋是至关重要。肠造口术后，护理人员应反复给病人及家属示范、讲解、传授肠造口的护理知识和技巧，教会病人选择合适的结肠造口袋。手术后短期内(24小时) 清洗造瘘口，外敷生理盐水纱布，72小时后使用结肠造口袋。在使用时要测量好造口的大小，结肠造口袋底座环裁剪适当(一般比造口稍大)，避免结肠造口袋底座环裁剪过小而压迫造口影响造口的血液循环，或过大引起渗漏，刺激造口周围皮肤。

实训二十二

下肢静脉曲张病人的护理

【实训目的】

1. 具有与病人及家属进行良好沟通的能力，尊重和关爱病人，认真负责、严谨、细致的职业素质。

2. 学会下肢静脉曲张病人的评估方法，能初步运用护理工作程序，进行观察评估，提出主要护理诊断/问题，制订相应的护理计划，实施护理措施，评价护理结果。

【组织形式】

案例分析、分组讨论、教师指导。

【资源准备】

案例资源：王先生，65岁，因“右侧下肢静脉曲张11年”入院。自述11年前久站后右侧小腿酸胀，皮下静脉迂曲隆起，未做处理。此后缓慢加重，近来发现右侧大腿也出现静脉迂曲隆起，活动耐力明显减弱，今收住院治疗。体检：T 36.5℃ ，P 80次/分，R 20次/分，BP 112/76 mmHg，神志清楚，心肺腹未发现异常，右下肢静脉曲张，站立时明显，小腿下段及踝部皮肤萎缩、变薄、光亮，右踝关节周围有色素沉着。深静脉通畅试验(-)，大隐静脉瓣膜功能试验(+)，交通静脉瓣膜功能试验(-)。讨论：

1. 引起本病的主要原因是什么？
2. 该病人能否行大隐静脉高位结扎及主干与曲张静脉剥脱术？为什么？
3. 该病人目前有哪些主要的护理诊断/问题？
4. 如何进行术后护理和健康指导？

【方法与过程】

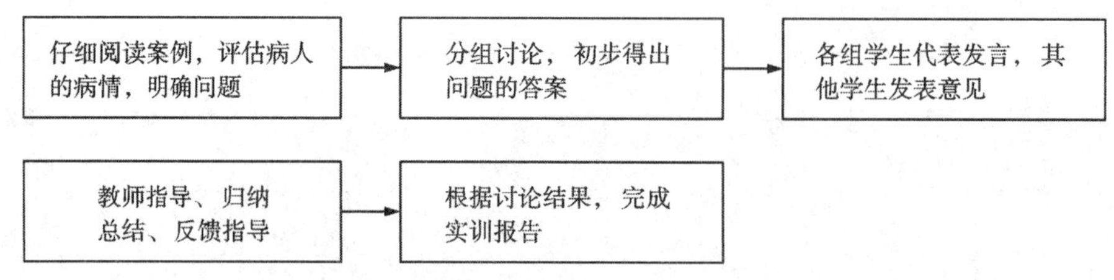

【实训报告】

1. 写出对病人进行护理评估的要点。
2. 列出该病人目前主要的护理诊断/问题。
3. 拟订该病人的护理计划。

【实训评价】

1. 采用教师评价、小组互评与学生自评相结合的方法。
2. 从学生在案例讨论中的表现以及完成实训报告情况等方面进行综合评价。
3. 对病人的正确护理评估、提出的主要护理诊断/问题、制订的护理措施以及团队合作精神是本次实训评价的重点内容。

实训二十三

膀胱冲洗病人的护理

【实训目的】

1. 具有细致严谨的工作作风和良好的职业道德，尊重、关心和爱护病人，保护病人隐私，减轻病人痛苦，维护健康。

2. 熟练掌握膀胱冲洗病人的护理措施。

3. 学会膀胱冲洗的方法。

【组织形式】

教师讲解、集中示教；学生分组实训；教师指导、归纳总结、反馈指导。

【实训前准备】

1. 操作者准备：着装整洁，剪指甲、洗手，戴口罩。

2. 病人准备：核对病人、评估其疾病情况，说明膀胱冲洗的目的、意义，取得病人的合作。

3. 用物准备：治疗盘内放置物品（30℃左右无菌生理盐水 500 mL、一次性输液器、无菌接头、无齿血管钳、治疗巾、碘伏、棉签、碗盘、无菌手套、无菌尿袋）。

4. 环境准备：关闭门窗，屏风遮挡，保护隐私。

【过程与方法】

1. 核对及解释：核对医嘱和治疗单，并核对病人信息（病人姓名、科室、床号、年龄、住院号、疾病名称等信息），告知病人冲洗过程中配合要点及注意事项，安慰病人，缓解病人紧张、焦虑情绪。

2. 评估病人：评估病人病情，观察尿液引流情况。

3. 体位准备：协助病人取平卧位。

4. 冲洗液准备：将 30℃左右的无菌生理盐水悬挂在输液架上并排气。

5. 连接冲洗装置（图 23-1）：暴露导尿管引流部分，铺无菌巾，无齿血管钳夹闭导尿管远端，关闭导尿管。断开导尿管和引流管连接处，分别消毒导尿管和引流管并分别用纱布妥善包裹。取无菌接头，连接一次性输液器和导尿管。

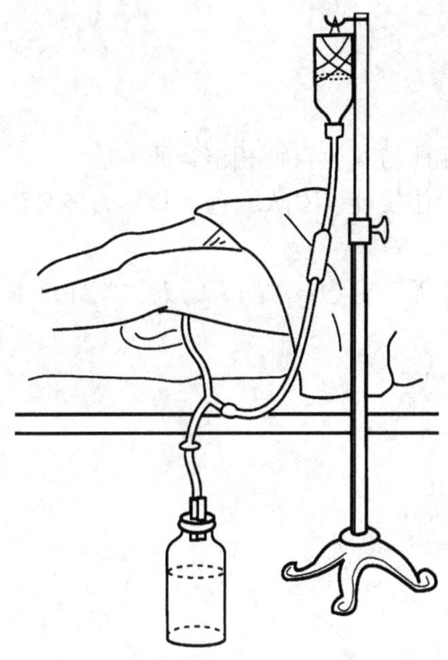

图 23-1　膀胱冲洗装置

6. 冲洗：松开无齿血管钳，打开冲洗管，关闭引流管。根据医嘱调节冲洗滴速。

7. 观察：观察病人反应，冲洗液的量和色，并做好记录。

8. 引流：冲洗完毕，取下冲洗管，让无菌生理盐水在膀胱内停留 30 分钟。消毒导尿管口接引流袋，妥善固定，置于低置，引出冲洗液。

9. 整理：协助病人取舒适体位，整理床单位及用物。

10. 操作后处置：用物分类处理，污物入污物桶；护士洗手、取口罩、记录。

【实训要求及注意事项】

1. 总体要求

(1) 严格执行无菌技术操作原则。

(2) 操作熟练，流程合理，动作轻柔，保证安全。

(3) 操作全过程注重人文关怀，体现人性化服务。

2. 注意事项

(1) 严格执行无菌操作，防止医源性感染。

(2) 冲洗时若病人感觉不适，应当减缓冲洗速度，必要时报告医生遵医嘱停止冲洗。密切观察，若病人感到剧痛或者引流液中有鲜血时，应当通知医生。

(3) 冲洗时，冲洗液瓶内液面距床面约 60 厘米，以便产生一定的压力，利于液体流入，冲洗速度根据流出液的颜色进行调节，一般为 80~100 滴/分钟；若滴入药液，须在膀胱内保留 15~30 分钟后再引流出体外，或者根据需要延长保留时间。

（4）气候寒冷时，冲洗液应加热至25℃～30℃，以防冷水刺激膀胱，引起膀胱痉挛。

（5）冲洗过程中注意观察引流是否通畅。

【实训评价】

1. 采用教师评价、小组互评与学生自评相结合的方法。

2. 从学生实践主动性、操作技能、团队配合、人文关怀与沟通礼仪、实训报告等方面进行综合评价。

3. 操作正确与熟练程度、无菌观念、对病人的人文关怀是本次实训评价的重点内容。

实训二十四

石膏固定护理

【实训目的】

1. 具有健康的体魄、良好的心理素质和较好的医护团队合作能力，关心、爱护病人，减轻病人痛苦，维护病人健康。

2. 熟练掌握骨折病人的搬运方法。

3. 学会主动配合医生进行石膏固定操作。

【组织形式】

教师讲解、集中示教；学生分组临床见习；教师指导、归纳总结、反馈指导。

【实训前准备】

1. 操作者准备：①衣帽整洁、洗手；穿手术围裙、手套、鞋套等；②核对并评估病人年龄、文化程度、意识状态、需石膏固定的部位、心理状态等；③向病人及其家属说明石膏固定的目的、意义及操作过程中的配合。

2. 病人准备：①影像学检查：石膏固定前，患处需行 X 线检查，以备术后对照。②局部准备：用肥皂及清水清洁需石膏固定处的皮肤并擦干；有伤口者更换敷料；发现皮肤异常应记录并报告医生；必要时未固定部位予橡胶单等保护，避免污染。

3. 物品准备：石膏绷带、内盛35℃~40℃温水的水桶或水盆、石膏刀、剪、衬垫、支撑木棍、卷尺和有色铅笔等。

4. 环境准备：整洁、宽敞、安全、光线充足、无障碍物。

【过程与方法】

一、石膏固定

1. 安置病人体位：多置于功能位，或根据需要摆放。由专人维持或置于石膏牵引架上，切不可中途变换体位。

2. 覆盖衬垫保护肢体：在需固定的皮肤处全部衬棉垫并在骨突部加厚；也可仅骨突部及

石膏的边缘处加衬垫，棉纸忌环形缠绕肢体。

3. 在平台上将石膏绷带来回折叠，制作石膏条：根据肢体长度选择石膏绷带的型号；通常上肢 10~12 层，下肢 12~15 层，而后从两头向中间折叠，平放入水内浸泡充分后，向中间轻挤，去除多余水分后，推摸压平，置于患肢背面。

4. 石膏包扎：将石膏卷完全浸没入水中，至石膏卷停止冒气泡时双手持石膏卷两头取出，挤去多余水分。石膏卷贴着躯体从肢体近侧向远侧推动，使绷带粘贴缠绕，每一圈绷带覆盖上一圈绷带的 1/3，缠绕过程中用手掌均匀抚摩绷带，曲线明显、粗细不匀处用拉回打褶袖，不可包得过紧或过松；层次均匀，一般包 5~7 层，绷带边缘、关节部及骨折部多包 2~3 层；石膏绷带的厚度上下一致，以不断裂为标准，不可任意加厚。

5. 捏塑成型：用手掌，力量均匀。

6. 修剪石膏边缘并包边：将衬垫从内面向外拉出一些，包住石膏边缘，若无衬垫，可用一宽胶布沿石膏边包起。

7. 标记：用记号笔在石膏外标记固定日期及预定拆石膏的日期。

8. 开窗：便于局部检查或伤口引流、更换敷料等。

见图 24-1。

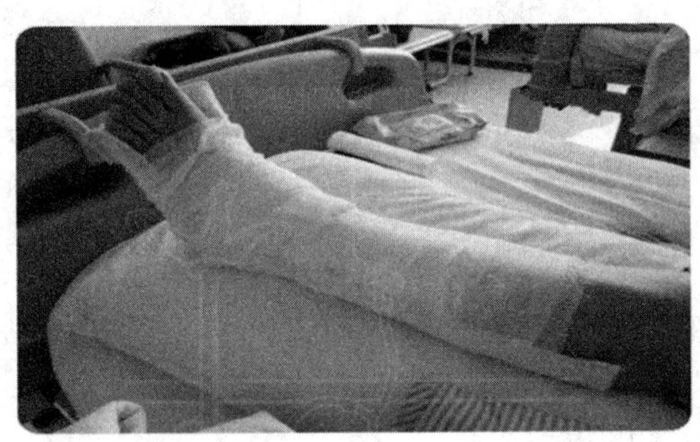

图 24-1　下肢骨折石膏外固定

二、石膏固定期间护理

1. 石膏干固前

(1) 加快干固：根据情况选择开窗通风、提高室温、用灯泡烤箱、红外线照射烘干、热风机吹干等方法，但须注意温度不宜过高，且应经常移动仪器位置，避免灼伤。

(2) 搬运：搬运及翻身时，注意用手掌平托石膏固定的肢体。

(3) 体位：石膏固定的位置用软枕妥善垫好，维持至石膏完全干固。四肢包扎石膏时抬高患肢，适当支托，以防肢体肿胀及出血。石膏背心及人字形石膏病人勿在头及肩下垫枕，避免胸腹部受压。下肢石膏应防足下垂及足外旋。

(4) 保暖：寒冷季节注意保温。未干固的石膏需覆盖毛毯时应用支架托起。

2. 石膏干固后

(1) 保持清洁、干燥：尤其人字形石膏及石膏背心固定者，可用橡胶单保护，大小便后应及时清洁臀部及会阴。石膏污染后用布蘸少量洗涤剂擦拭，清洁后立即擦干。断裂、变形和严重污染的石膏应及时更换。

(2) 保持有效固定：肢体肿胀消退或肌肉萎缩时应根据需要重新更换。

(3)并发症的护理

1)骨筋膜室综合征：应密切观察石膏固定肢体的末梢血液循环。若病人出现肢体血液循环受阻或神经受压的征象，应立即放平肢体，并通知医生全层剪开固定的石膏，严重者须拆除，甚至行肢体切开减压术。

2)压疮：保持床单位清洁、干燥，定时翻身，避免形成剪切力、摩擦力等。

3)化脓性皮炎：嘱病人勿将异物伸入石膏内搔抓石膏下皮肤。如发现局部持续性疼痛，有恶臭及脓性分泌物流出或渗出石膏，应及时开窗检查及处理。

4)石膏综合征：缠绕躯干石膏时不可过紧，且上腹部应充分开窗；调整室内温度在25℃左右、湿度为50%~60%；嘱病人少量多餐，避免进食过快过饱及进产气多的食物等。发生轻度石膏综合征可通过调整饮食、充分开窗等处理；严重者应立即拆除石膏，予禁食、胃肠减压，静脉补液等处理。

5)废用综合征：加强肢体石膏固定期间的功能锻炼。

6)出血：如有血液或渗出液渗出石膏外，用记号笔标记出范围、日期，并记录。如血迹边界不断扩大须及时报告医生，必要时协助医生开窗以彻底检查。

7)其他：坠积性肺炎、便秘、泌尿道感染等并发症，应加强观察并及时处理。

三、石膏的拆除拆

石膏前需向病人解释，使用石膏锯时可有振动、压迫及热感，但无痛感，不会切到皮肤。石膏拆除后，嘱病人避免搔抓，可用温水清洗后，涂一些润肤霜保护皮肤，每日行局部按摩。并指导其加强患肢功能锻炼，必要时用弹性绷带包扎患肢，并逐步放松，以缓解不适症状。

【实训要求与注意事项】

1. 总体要求

(1)操作熟练，流程合理，动作轻柔，保证安全。

(2)操作全过程注意沟通、礼仪，体现人性化服务。

2. 注意事项

(1)对石膏固定的患者，应进行床旁交接班，每班观察患肢血液循环及肢体活动情况。观察项目包括肢端皮肤颜色、皮肤温度、桡动脉或足背动脉搏动、毛细血管充盈情况、有无疼痛、麻木的感觉等。

(2)告诉患者抬高患肢，预防和减轻水肿。

(3)保持石膏的清洁及干燥。尽量不要搬动患者，若患者需变换体位，应给予适当支持，石膏干固前用手掌平托石膏固定的肢体，不可用手指压迫石膏表面。

(4)四肢石膏绷带应将手指或足趾露出，以便观察肢体末端的血液循环、感觉和运动。同时便于功能锻炼。

(5)告诉患者大小便后保持局部清洁，注意勿污染石膏部位，勿将石膏内衬垫取出，每次翻身时要扫去床上的石膏渣，保持床面的清洁平整。

(6)在冬季暴露肢体可穿袜套或棉腿套保护，以防冻伤。

(7)加强功能锻炼：指导患者早期对固定部位进行肌肉内等长收缩，未固定部位活动其关节，以循序渐进为原则。

【实训评价】

1. 采用教师评价、小组互评与学生自评相结合。
2. 从学生实践主动性、操作技能、团队配合、人文关怀与沟通礼仪等方面进行综合评价。
3. 操作正确与熟练程度、对病人的人文关怀是本次实践评价的重点内容。

【分析与思考】

石膏在外科救护方面是较理想的固定物，但是，石膏固定可产生很多并发症，做好术前、术后的护理工作是防止并发症产生的关键因素。一般石膏凝固、变硬需 10~15 分钟，但还未完全塑形，此时仍需辅助一定外力固定肢体。石膏完全干燥坚固约需 1 日，在干燥之前，认真进行观察护理十分重要。石膏硬化后随着病人伤情的好转，应要求其活动肢体，但仍应定时巡视，做好后期护理。

实训二十五

小夹板护理

【实训目的】

1. 具有健康的体魄、良好的心理素质和较好的医护团队合作能力，关心、爱护病人，减轻病人痛苦，维护病人健康。

2. 熟练掌握骨折病人的搬运方法。

3. 学会主动配合医生进行小夹板固定操作。

【组织形式】

教师讲解、集中示教；学生分组临床见习；教师指导、归纳总结、反馈指导。

【操作前准备】

1. 操作者准备：①衣帽整洁、洗手；②核对并评估病人年龄、文化程度、意识状态、肢体的皮肤情况、心理状态等；③向病人和家属解释小夹板固定的目的、步骤及注意事项等。

2. 病人准备：固定肢体，局部皮肤擦洗干净。

3. 物品准备：小夹板、布带、三角巾等。

4. 环境准备：整洁、宽敞、安全、光线充足、无障碍物。

【过程与方法】

1. 小夹板固定方法(图 25-1)

(1)核对医嘱：核病人床号、姓名、诊断。

(2)摆好病人体位。

(3)在病人前臂掌侧、背侧、桡侧、尺侧分别安置小夹板并用布带固定，先固定骨折处，后固定两侧；注意布带的松紧度，以能上下移动 1 cm 为度。

(4)三角巾悬吊于颈部。

2. 小夹板固定期间的护理

(1)促进消肿：小夹板固定后早期，予患肢功能位、抬高、制动；3~5 日肿胀消退后应及时调整布带的松紧度。

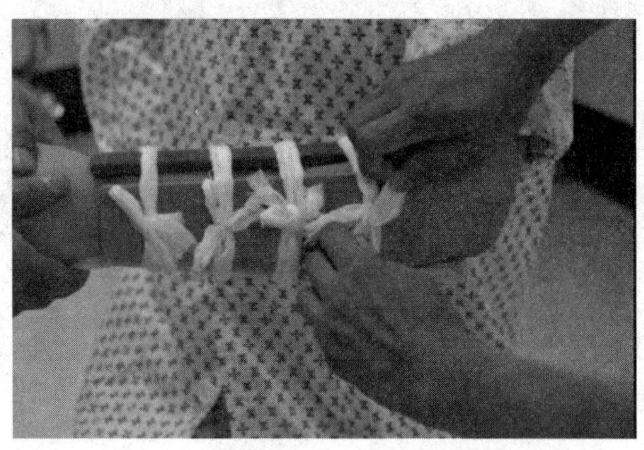

图 25-1 小夹板固定

(2)病情观察：密切观察患肢血运，如出现肢端颜色变紫或苍白、疼痛加剧、肿胀、麻木感等，应立即查明原因，对症处理。

(3)并发症的护理：其常见并发症包括神经压迫、压疮、骨筋膜室综合征、骨折移位、关节僵硬、坠积性肺炎、便秘、泌尿系统感染、下肢深静脉血栓形成等，应注意观察并及时处理。

(4)功能锻炼：指导病人对固定肢体进行功能锻炼。

3. 骨折病人的搬运

(1)上肢骨折者，先作小夹板固定，一人双手扶住患肢，先让病人坐起，再站立行走到推车旁，上车平卧。

(2)下肢骨折者，先作暂时固定，一人扶住患侧下肢，其余人扶肩、臀平抬，放于推车或床上。

(3)脊柱骨折者，3~4 人平抬病人，保持脊柱中立位，平放于硬板或担架上搬运。颈椎骨折者专人负责头部的牵拉固定，保持颈椎中立位，平置病人于硬板上，在病人颈下放一小垫，头部两侧用卷起的衣服或沙袋固定后搬运。

【实训要求与注意事项】

(一)总体要求

(1)操作熟练，流程合理，动作轻柔，保证安全。

(2)操作全过程注意沟通、礼仪，体现人性化服务。

(二)注意事项

1. 小夹板固定

(1)适当抬高患肢，以利肢体肿胀消退，可用软枕垫高。

(2)密切观察患肢的血液循环情况，特别固定后 1~4 天内更应注意肢端动脉的搏动情况以及肢体(尤其末梢)温度、颜色、感觉、肿胀程度。手指或足趾主动活动情况等。若发现有血液循环障碍，必须及时将扎带放松，如仍未好转，应拆开绷带，重新包扎。

(3)若在夹板内固定垫处、夹板两端或骨骼隆突部位出现固定的疼痛点时，应及时拆开夹板进行检查，以防发生压迫性溃疡。

(4)注意经常调整夹板的松紧度。患肢肿胀消退后，夹板也将松动，故应每天检查扎带的松紧度，及时予以调整。

(5)定期作X线透视或摄片检查，了解骨折部位是否再发生移动，特别在复位后2周内要勤于复查。若再发生移位，应再次进行复位。

(6)及时指导病人进行练功活动。

(7)解除夹板的日期：

1)骨折复位情况。

2)骨折的临床愈合时间。

3)X线片。

4)其他：如骨折处的血运以及伤肢的皮肤是否好，患者体质、年龄等。

2. 搬运病人注意事项

(1)搬动时，动作应轻柔、稳准、用力得当。

(2)脊柱骨折搬动时，避免扭曲、折叠、坐起、站立行走。用力应与病人用力同步。

【实训评价】

1. 采用教师评价、小组互评与学生自评相结合。

2. 从学生实践主动性、操作技能、团队配合、人文关怀与沟通礼仪等方面进行综合评价。

3. 操作正确与熟练程度、对病人的人文关怀是本次实践评价的重点内容。

【分析与思考】

因骨折造成患者活动受限，长期制动会造成肌肉萎缩、关节僵直。正确指导功能锻炼、及早功能锻炼可以发挥肌肉对血液循环的“水泵”作用，促进血液循环，使肿胀尽快消退，并能预防关节粘连，有利于肢体力线调整，促进骨痂形成，所以夹板固定后应立即指导病人进行正确的功能锻炼。指导患者做掌指关节、指间关节、肘关节功能锻炼。

实训二十六

牵引护理

【实训目的】

1. 具有健康的体魄、良好的心理素质和较好的医护团队合作能力，关心、爱护病人，减轻病人痛苦，维护病人健康。

2. 熟练掌握骨折病人的搬运方法。

3. 学会主动配合医生进行牵引固定操作。

【组织形式】

教师讲解、集中示教；学生分组临床见习；教师指导、归纳总结、反馈指导。

【操作前准备】

1. 操作者准备：①衣帽整洁、洗手；②核对并评估病人年龄、文化程度、意识状态、肢体的关节活动情况、肌力、心理状态等；③询问病人药物过敏史，尤其是普鲁卡因过敏史，如过敏，可改用1%利多卡因；④向病人和家属解释牵引的意义、目的、步骤及注意事项，以便配合。

2. 病人准备：①局部准备：牵引肢体的局部皮肤必须用肥皂和清水擦洗干净，去除油污。必要时剃毛。行颅骨牵引时，剃除全部头发。②体位准备：牵引前摆好病人体位，协助医生进行牵引。

3. 物品准备：①一般用物：牵引床、牵引绳、滑车、牵引锤、牵引扩张板、床脚垫、笔、沙袋、无菌棉球、无菌钳、安尔碘、无菌手套、10 mL 注射器、弯盘、治疗盘等；②皮牵引备胶布、纱布绷带、扩张板、安息香酸酊或海绵牵引带；③骨牵引备骨牵引器械包(内备骨圆针和克氏针、手摇钻、骨锤)、切开包、牵引架、牵引弓等手术器械；④兜带牵引备相应的枕颌带、骨盆兜带等。

(4)环境准备：整洁、宽敞、安全、光线充足、无障碍物；用床帘、屏风等适当遮挡病人视线。

【过程与方法】

1. 以颅骨牵引为例(图 26-1)

(1)安置病人体位：仰卧位，颈部两侧用沙袋固定。

(2)定位并标记：在两侧乳突之间划一条冠状线，再沿鼻尖到枕外粗隆作一条矢状线。将颅骨牵引弓的交叉部对准两线的交点，沿冠状线充分撑开牵引弓，两端钩尖在横线上的落点即为钻孔位置。

(3)消毒、戴无菌手套、铺巾。

(4)局部麻醉。

(5)在两标记处切开至骨膜。

(6)钻孔：应用安全环调整好钻入的深度；钻头的方向与牵引弓钩尖的方向保持一致；钻透颅骨外板时通常有落空感。

(7)安装颅骨牵引弓：拧紧牵引弓上的螺母，以防松脱或刺入颅内。

(8)系牵引绳及牵引锤，通过床头滑轮调整牵引方向，床头抬高20 cm左右，作为对抗牵引；牵引重量应据颈椎骨折和脱位情况而定。

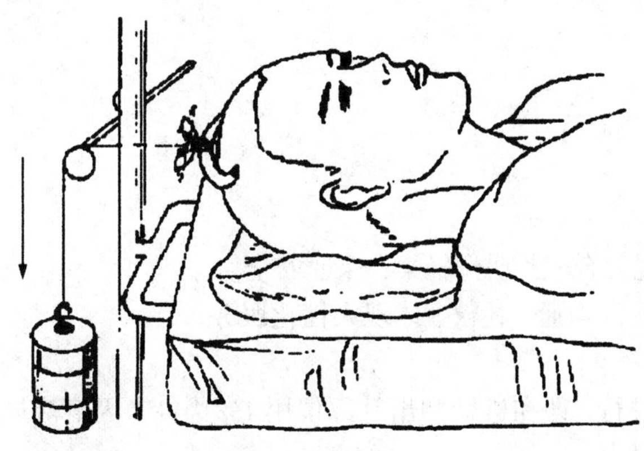

图26-1　颅骨牵引

2. 牵引期间的护理

(1)心理支持及生活护理：持续牵引者活动不便，应协助病人满足正常生理需要；新上牵引者应交班。

(2)保持牵引的有效性：①保持反牵引力：颅骨牵引时，应抬高床头；下肢牵引时，抬高床尾15~30 cm。若身体移位，抵住床头或床尾，及时调整。②牵引重锤保持悬空：牵引期间，牵引方向与被牵引肢体长轴应成直线，不可随意放松牵引绳，牵引重量不可随意增减或移除。③防止牵引带或牵引弓松脱：皮牵引时，检查胶布、绷带、海绵牵引带有无松脱，扩张板位置是否正确，若出现移位，及时调整；颅骨牵引时，检查牵引弓有无松脱，并拧紧螺母，防止其脱落。④避免过度牵引：每日测量被牵引的肢体长度，并与健侧进行对比；也可通过X线检查了解骨折对位情况，及时调整牵引重量。

(3)维持有效血液循环；皮牵引时密切观察病人患肢末梢血液循环情况。检查局部包扎有无过紧、牵引重量是否过大。若局部出现青紫、肿胀、发冷、麻木、疼痛、运动障碍以及脉搏细弱时，详细检查、分析原因并及时报告医生。

(4)皮肤护理：注意观察胶布牵引病人胶布边缘皮肤有无水疱或皮炎。若有水疱，可用注射器抽吸并予换药；若水疱面积较大，立即去除胶布，暂停牵引或换用其他牵引方法。在可能发生压疮的部位放置棉圈、水垫、减压贴或应用气垫床，保持床单位清洁、干燥和平整，定时翻身，并观察受压皮肤的情况。

(5)并发症的护理

1)血管和神经损伤：骨牵引后密切观察创口敷料的渗血情况、肢体末梢的血运、病人生命体征及肢体运动情况。颅骨牵引术后应关注病人的意识、神经系统症状等。

2)牵引针、弓的脱落：多系牵引针打入太浅，螺母未拧紧或术后未定期拧紧引起。

3)牵引针眼感染：骨牵引针两端套上软木塞或胶盖小瓶；针眼处不要用任何敷料覆盖，每日滴75%乙醇溶液2次；及时擦去针眼处分泌物或痂皮；牵引针若向一侧偏移，消毒后调整；发生感染者充分引流，严重时须拔去钢针，改变牵引位置。

4)关节僵硬：最常见的是足下垂畸形。下肢水平牵引时，在膝外侧垫棉垫，防止压迫腓总神经；可用垂足板将距小腿关节置于功能位。若病情许可，定时作距小腿关节活动，预防足下垂。部分病人还可能出现膝关节屈曲畸形、髋关节屈曲畸形、肩内收畸形等。

5)其他：由于长期卧床，病人还可能出现坠积性肺炎、便秘、下肢深静脉血栓形成等并发症，应注意预防、观察病情并及时处理；枕颌带牵引时应注意避免牵引带压迫气管导致呼吸困难、窒息。

【实训要求与注意事项】

1. 总体要求

(1)操作熟练，流程合理，动作轻柔，保证安全。

(2)操作全过程注意沟通、礼仪，体现人性化服务。

2. 注意事项

(1)均在局麻下进行，即在进针和出针部位用1%普鲁卡因溶液局部注射浸润麻醉。

(2)小儿慎用骨牵引。

(3)在牵引针两头分别安上一个小玻璃瓶，以免牵引针头刺伤患者或划破床单。

(4)牵引时尽量让创面悬空、暴露，以免产生组织压迫和粘连。

【实训评价】

1. 采用教师评价、小组互评与学生自评相结合。

2. 从学生实践主动性、操作技能、团队配合、人文关怀与沟通礼仪等方面进行综合评价。

3. 操作正确与熟练程度、对病人的人文关怀是本次实践评价的重点内容。

【分析与思考】

牵引可以缓解骨折和脱位处软组织的紧张和回缩，使骨折或脱位复位，达到治疗的目的，但是有以下情况者禁用：

1. 局部皮肤受损和对胶布或塑料等过敏者禁用皮牵引。

2. 穿针局部皮肤感染者禁用骨牵引。

3. 血液循环受累如静脉曲张、慢性溃疡、皮炎、血管硬化或其他血管病者。

4. 骨折重叠移位较多，需要重力牵引方能矫正其畸形者。

实训二十七

包扎法

【实训目的】

1. 具有健康的体魄、良好的心理素质和较好的医护团队合作能力，关心、爱护病人，减轻病人痛苦，维护病人健康。

2. 学会各种包扎法。

【组织形式】

教师讲解、集中示教；学生分组临床见习；教师指导、归纳总结、反馈指导。

【操作前准备】

1. 操作者准备：①衣帽整洁、洗手。②核对并评估病人年龄、文化程度、意识状态、肢体的皮肤情况、心理状态等。③向病人和家属解释包扎的目的、步骤及注意事项等。

2. 病人准备：固定肢体，局部皮肤擦洗干净。

3. 物品准备：卷轴绷带或三角巾（某些特殊部位可用多头绷带或丁字带）、无菌纱布。在急救情况下，如无绷带和纱布，可用洁净的毛巾、衣服、被单等代替。

4. 环境准备：整洁、宽敞、安全、光线充足、无障碍物。

【过程与方法】

1. 卷轴绷带基本包扎法根据包扎部位的不同形状而采用合适的方法。

(1) 环形包扎法（图 27-1）：是绷带包扎中最基本、最常用的方法。将绷带作环形的重叠缠绕，下周将上周绷带完全遮盖，最后用胶布将带尾固定或将带尾中间剪开分成两头，打结固定。此法用于绷带包扎开始与结束时，固定带端及包扎颈、腕、胸、腹等粗细相等的部位的小伤口。

(2) 蛇形包扎法（斜绷法）（图 27-2）：先将绷带以环形法缠绕数圈，然后以绷带宽度为间隔，斜行上缠，各周互不遮盖。适用于需由一处迅速延伸至另一处时，或作简单的固定。夹板固定多用此法。

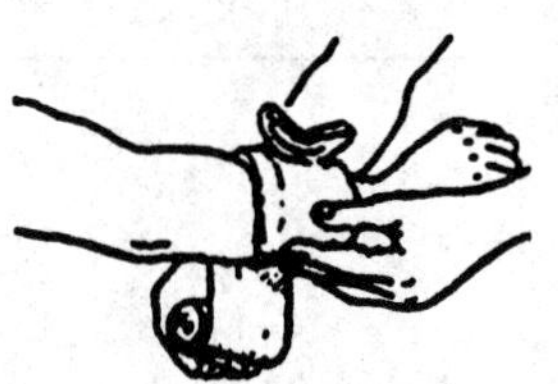
1. 敷料置于伤口

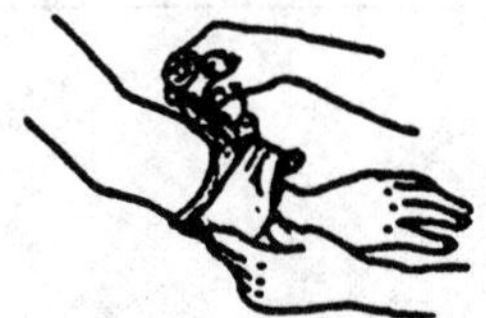
2. 弹性绷带夹紧卡上面有“V”形切口

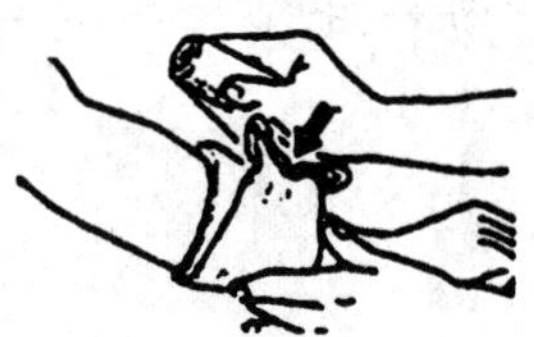
3. 拉紧弹性绷带

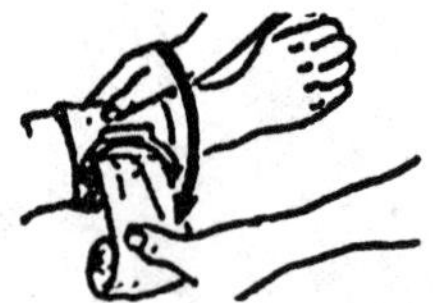
4. 反向拉紧弹性绷带

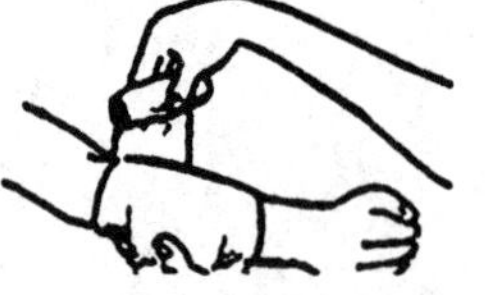
5. 继续缠绕弹性绷带

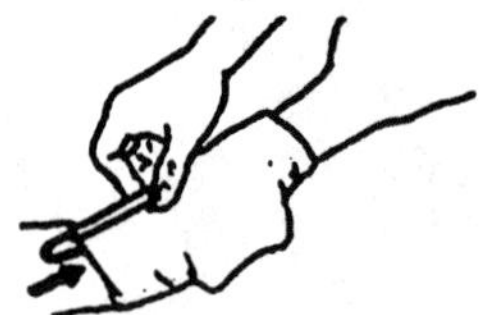
6. 安全钩扣住弹性绷带

图 27-1 环形包扎法

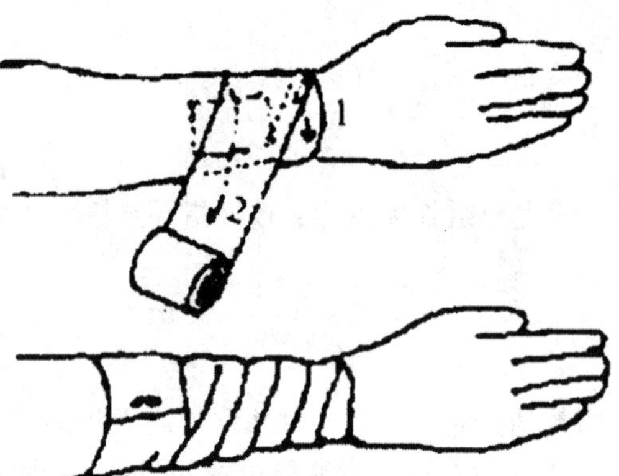

图 27-2 蛇形包扎法

(3)螺旋形包扎法(图 27-3)：先环形缠绕数圈，然后稍微倾斜螺旋向上缠绕，每周遮盖上一周的 1/3~1/2。用于包扎直径基本相同的部位如上臂、手指、躯干、大腿等。

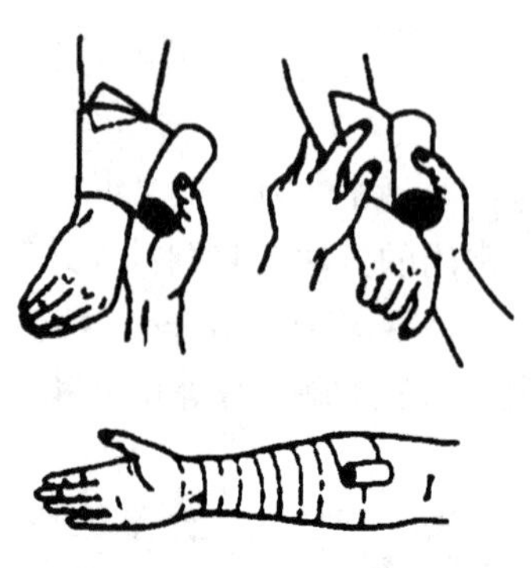
图 27-3 螺旋形包扎法

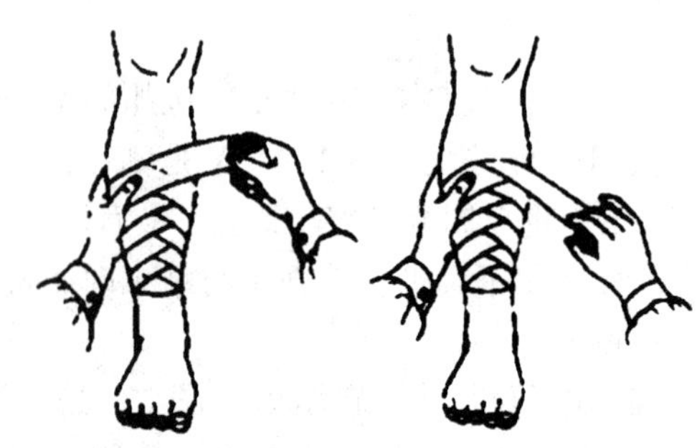
图 27-4 螺旋反折包扎法

(4)螺旋反折包扎法(折转法)(图 27-4)：每周均把绷带向下反折，遮盖其上周的 1/3~1/2，反折部位应相同，便之成一直线。用于直径大小不等的部位，如前臂小腿等。注意不可在伤口上或骨隆突处反折。

(5)“8”字形包扎法(图 27-5)：在伤处上下，将绷带由下而上，再由上而下，重复“8”字形旋转缠绕，每周遮盖上周的 1/3~1/2。用于直径不一致的部位或屈曲的关节如肩、髋、膝等部位，应用范围较广。

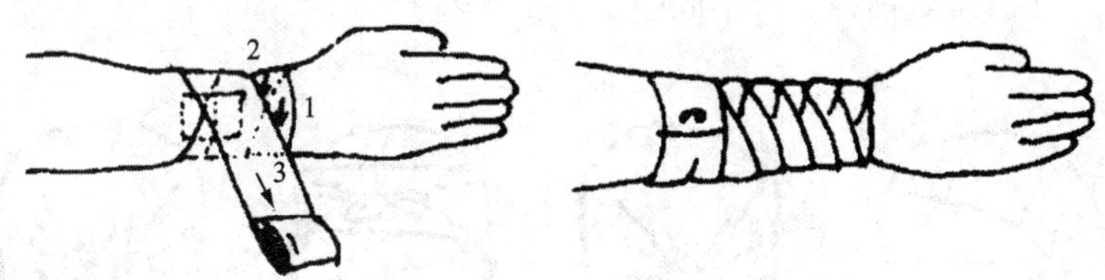

图 27-5　“8”字形包扎法

(6)回返包扎法(图 27-6)：多用来包扎没有顶端的部位如指端、头部或截肢残端。头部外伤的帽式包扎法也采用此法。

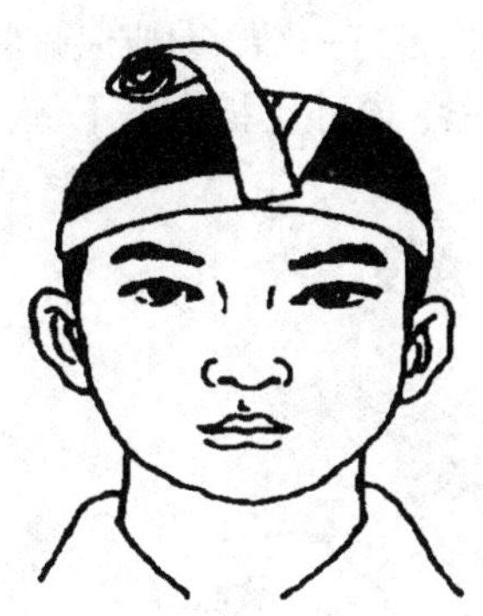

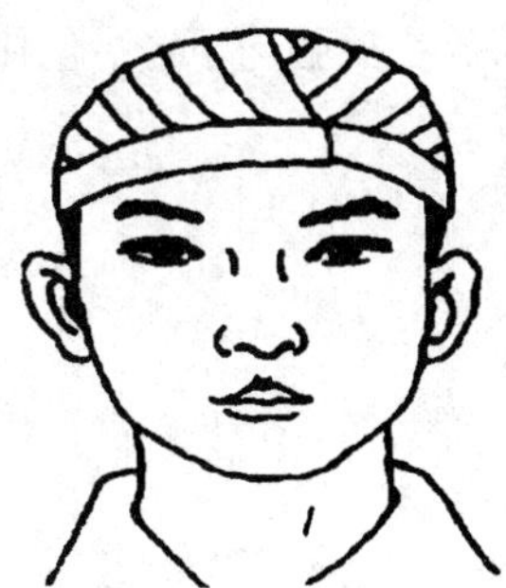

图 27-6　回返包扎法

2. 绷带包扎的操作程序

(1)包扎

1)起点：医务人员面对病人，一手握绷带，卷轴朝外，拇指把持卷轴，另一手取出绷带头端，从远心端或伤口中央包起，并用拇指固定，预留一斜角，按环形法包绕两圈，绕第二圈时将斜角反折压住。

2)移行：据包扎部位选用相应合适包扎法进行包扎和向远心端移行，注意平整贴实地包住患处及敷料。

3)固定：包扎完毕按环形法绕两周，将绷带尾端毛头向内折，用胶布固定或将尾端剪开一段打结固定。

4)整理：协助病人穿好衣服，询问舒适度，护送回房，整理场地和用物。注意：肢体末端暴露充分，以便观察血运情况，固定结勿放在身体受压处，用力均匀、松紧适宜，保持患肢肢体功能位。

(2)三角巾包扎法三角巾制作简单，应用方便，用法容易掌握，包扎部位广，还可折成条带、燕尾巾或连成双燕尾巾使用。

1)头面部包扎

①头顶部包扎(图 27-7)：将三角巾的底边向上反折约 3 cm，其正中部放于伤员的前翻，与眉平齐，顶角拉向头后，三角巾的两底角经两耳上方，拉向枕后交叉，交叉时将顶角扫在一端，压在下面，然后绕到前额，打结固定。

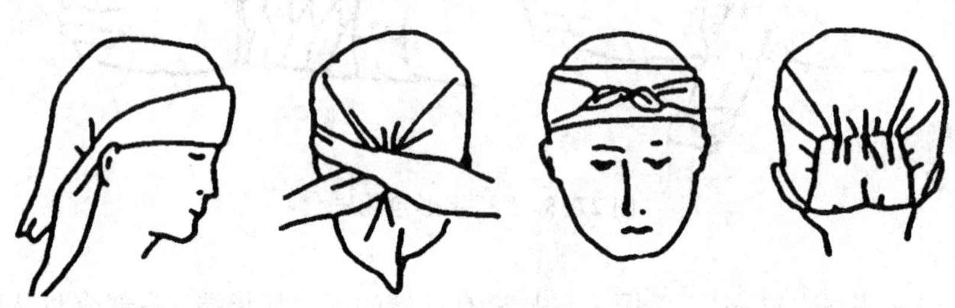

图 27-7 头顶部包扎

②风帽式包扎法(图 27-8)：将三角巾顶角和底边中央各打一结，即成风帽状，将顶角结放于额，边结放在后脑勺下方，包住头部，两角往面部拉紧，向外反折包绕下颏，然后拉到枕后，打结即成。

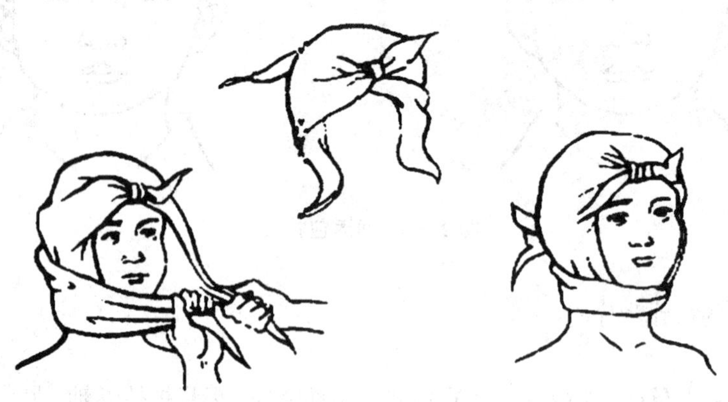

图 27-8 风帽式包扎法

③下颌部包扎法(图 27-9)：将三角巾底边折至顶角呈三四横指宽，留出顶角及系带。将顶角及系带放于后颈正中，两端往前，右端包裹下颌，至伤员右耳前左端交叉，两端分别经耳前与下颌部，在头顶连同系带拉上一同打结。

④面部面具式包扎法(图 27-10)：将三角巾顶角打一结，放于头顶上，然后将三角巾罩于面部（可在鼻孔、眼睛、口腔处各剪一个小口），将左右两角拉到枕后交叉，再绕到前额打

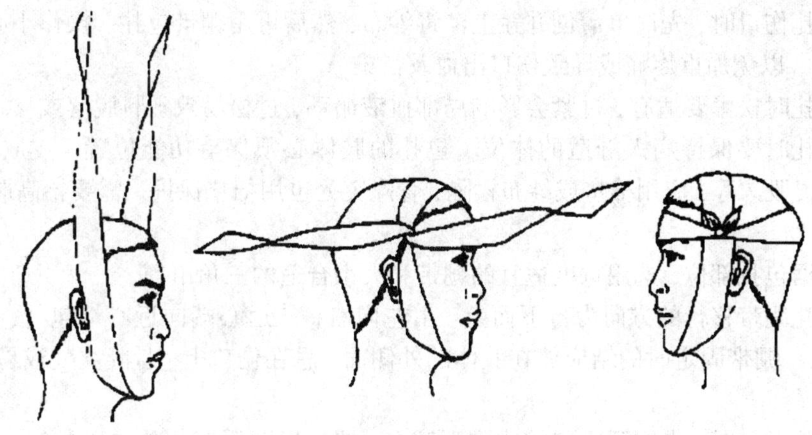
图 27-9 下颌部包扎法

结。也可用面具式包扎法，即将顶角结放在下顿，底边平放平头顶并拉向枕后，将底边左、右角提起拉紧，交叉压住底边，两头绕至前额打结。

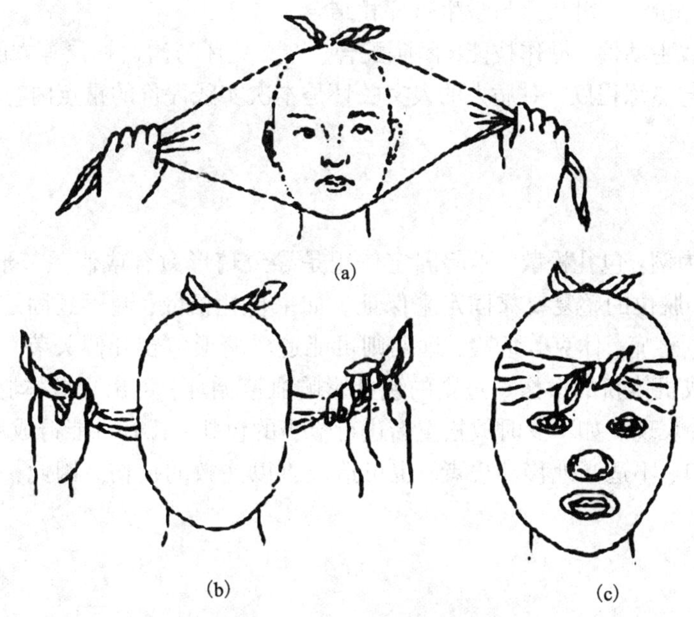

图 27-10 面部面具式包扎法

【实训要求与注意事项】

1. 总体要求

(1)操作熟练，流程合理，动作轻柔，保证安全。

(2)操作全过程注意沟通、礼仪，体现人性化服务。

2. 注意事项

(1)包扎伤口时，先简单清创并盖上消毒纱布，然后再用绷带包扎。操作小心、谨慎，不要触及伤口，以免加重疼痛或导致伤口出血及污染。

(2)包扎时松紧要适宜，过紧会影响局部血液循环，过松易致敷料脱落或移动。

(3)包扎时要保持病人舒适的体位。包扎的肢体必须保持功能位置。皮肤皱褶处如腋下、乳下、腹股沟等，应用棉垫或纱布衬隔，骨隆突处也用棉垫保护。需要抬高肢体时，应给适当的扶托物。

(4)根据包扎部位，选用宽度适宜的绷带和大小合适的三角巾等。

(5)包扎绷带移行的方向为自下而上、由左向右，从远心端向近心端包扎，有利于静脉血液的回流。绷带固定时的结应放在肢体的外侧面，忌在伤口上、骨隆突处或易于受压的部位打结。

(6)解除绷带时，先解开固定结或取下胶布，然后以两手互相传递以松解。紧急时或绷带已被伤口分泌物浸透干涸时，可用剪刀剪开。

【实训评价】

1. 采用教师评价、小组互评与学生自评相结合。
2. 从学生实践主动性、操作技能、团队配合、人文关怀与沟通礼仪等方面进行综合评价。
3. 操作正确与熟练程度、对病人的人文关怀是本次实践评价的重点内容。

【分析与思考】

以外伤骨折为例：包扎松散，不起固定作用是导致畸形愈合或假关节形成的重要原因。众所周知，骨折、脱位的整复要靠固定来保证。如果包扎松散，起不到固定的作用，近期就有可能发生出血、疼痛、休克等危险，远期则可能造成畸形愈合和假关节。相反，包扎得太紧，也有可能造成机体新的损伤。过紧的包扎影响血液循环，可出现肢体肿胀，或苍白、发绀、发冷、麻木等表现。如不及时放松重新进行恰当的包扎，就有可能造成肢体缺血、坏死。此外，为包扎伤口，不适当地移动患者，也可造成难以挽救的损伤。因此，包扎时必须讲究技巧。

实训二十八

皮肤病外用药的使用方法及护理

【实训目的】

1. 具有良好的职业道德和较好的护患交流能力，尊重病人，保护病人隐私。

2. 关爱病人，减轻病人痛苦。

3. 熟练掌握皮肤病外用药物的使用方法、步骤及注意事项。学会湿敷的基本操作方法。

【组织形式】

教师讲解、集中示教；学生分组实训；教师指导、归纳总结、反馈指导。

【实训前准备】

1. 操作者准备：仪表端庄，态度和蔼，着装整洁，剪指甲、洗手，戴口罩。

2. 病人准备：核对病人，向病人说明湿敷的目的；告诉病人湿敷过程中配合要点及注意事项；给病人取舒适合理的体位，暴露湿敷部位，注意保暖，保护患者隐私；安慰病人，缓解病人紧张、焦虑情绪，使病人能够理解与配合。

3. 用物准备：治疗盘、药液及容器、敷布（纱布）、镊子（两把）、水温计、治疗碗、橡胶单、中单、弯盘、治疗卡、笔、备屏风（必要时）。

4. 环境准备：病室清洁，光线充足，温度适宜，按需遮挡。

【过程与方法】

1. 核对医嘱和治疗单：核对病人信息（病人姓名、年龄、病室、床号、住院号、疾病名称、患病部位等信息）。

2. 评估及解释：评估病人的主要症状、临床表现、既往史、药物过敏史、湿敷部位的皮肤情况、体质及心理状况；向病人解释湿敷的原因、作用，以取得合作；告知可能出现的不适，有不适要及时报告。

3. 步骤：摆放体位→暴露部位→配制药液→浸透敷布→夹取敷布→敷盖皮损→密切观察→清洁皮肤→整理用物→护理记录。

4. 整理：用物分类处理。

5. 记录：护士洗手、取口罩、记录。

【实训要求与注意事项】

1. 总体要求

(1)严格执行无菌技术操作原则。

(2)操作熟练，流程合理，动作轻柔，保证安全。

(3)操作全过程注意沟通、礼仪；注意保护病人隐私，体现人性化服务。

2. 注意事项

(1)外用药的使用

1)使用原则：①不同的皮损应选择不同的药物剂型；②根据病因、病理变化和自觉症状等选用合适的药物。

2)注意事项：①药物的浓度应适宜，一般从低浓度到高浓度，范围从小到大；②性质从温和到强烈，刺激性强的药物不应用于嫩皮区(如颜面部、乳房、会阴等)和婴幼儿皮肤；③根据皮损的性质和治疗需要采用不同的用药方法；④注意药物的不良反应，一旦发生立即停药并报告医生作适当处理。

(2)湿敷法

1)严格掌握湿敷的适应证和禁忌证。

2)注意保持药液的温度和湿度，防止烫伤或受凉；湿度以不滴水为宜，以免弄湿病人的衣物和床单。

3)根据皮损的范围和程度，注意敷布大小适宜，时间充分，每次湿敷30~60分钟。

4)严格执行无菌操作，防止交叉感染。

5)操作过程中密切观察皮肤反应，如出现苍白、红斑、水疱、痒痛或破溃等症状时，立即停止湿敷，报告医生，配合处理。

【实训评价】

1. 采用教师评价、小组互评与学生自评相结合。

2. 从学生实践主动性、操作技能、团队配合、人文关怀与沟通礼仪、实训报告等方面进行综合评价。

3. 操作正确与熟练程度、无菌观念、对病人的人文关怀是本次实训评价的重点内容。